血压
轻松降

始于三餐

梁振钰◎主编

U0388254

黑龙江科学技术出版社
HEILONGJIANG SCIENCE AND TECHNOLOGY PRESS

图书在版编目（CIP）数据

血压轻松降 / 梁振钰主编 . -- 哈尔滨：黑龙江科
学技术出版社，2019.6
（始于三餐）
ISBN 978-7-5388-9957-3

Ⅰ.①血… Ⅱ.①梁… Ⅲ.①高血压－食物疗法
Ⅳ.① R247.1

中国版本图书馆 CIP 数据核字 (2019) 第 025518 号

血压轻松降

XUEYA QINGSONG JIANG

梁振钰　主编

项目总监	薛方闻	
责任编辑	徐　洋	
策　　划	深圳市金版文化发展股份有限公司	
封面设计	深圳市金版文化发展股份有限公司	
出　　版	黑龙江科学技术出版社	
	地址：哈尔滨市南岗区公安街 70-2 号　邮编：150007	
	电话：（0451）53642106　传真：（0451）53642143	
	网址：www.lkcbs.cn	
发　　行	全国新华书店	
印　　刷	深圳市雅佳图印刷有限公司	
开　　本	723 mm × 1020 mm　1/16	
印　　张	12	
字　　数	200 千字	
版　　次	2019 年 6 月第 1 版	
印　　次	2019 年 6 月第 1 次印刷	
书　　号	ISBN 978-7-5388-9957-3	
定　　价	39.80 元	

本社常年法律顾问：黑龙江大地律师事务所 计军 张春雨

前言

高血压需"三分治，七分养"，饮食就是"养"的一项重要内容，清楚吃什么、怎么吃尤为关键。

《始于三餐：血压轻松降》共分为五章，第一章为读者详细介绍了高血压的相关定义、危害、鉴别和日常降压实用法则等内容，并针对高血压人士较为关心的部分降压问题进行了解答；第二章关注高血压人士降血压所需的营养素，应掌握的饮食调理原则和应规避的误区等内容；第三章对生活中常见的68种有益降压食材的每日适用量、降压关键等内容进行了深度解析，涵盖谷物、蔬果、肉禽水产、中药材等类别；第四章帮助高血压人士合理计划一日三餐，并推荐了四周降压食谱，让其在有效平稳降压的同时，可以享受到丰富多样的健康饮食；第五章对高血压的常见并发症进行了解析，给予饮食和日常方面的养护建议，并针对每一种并发症推荐了对应食疗菜谱，以帮助高血压人士有效地防治并发症，尽量减少高血压对健康带来的不良影响。

本书的调养食谱均以图文并茂的形式呈现，部分菜谱还附有二维码供读者扫码学习制作方法。我们衷心希望广大高血压患者及其家人可以轻松制作出营养又美味的降压菜肴，通过科学的饮食控制病情、吃出健康。

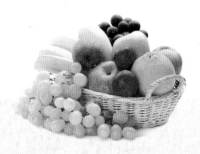

目录 *Contents*

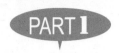

PART 1 揭开面纱
——关于高血压，您了解多少

PART2 科学饮食
——让血压不再"高人一等"

目录 *Contents*

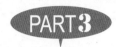

PART4 营养餐单
——让餐桌上的"降压药"帮您控制血压

目录 *Contents*

 PART5 对症调养
——并发症患者也能健康享用美食

PART

1

揭开面纱

——关于高血压，您了解多少

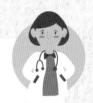

　　您了解高血压吗？高血压究竟是一种什么病？高血压有什么危害？什么人容易得高血压？日常生活中应怎样预防和控制高血压？如果您心存疑惑，就随我们一起来了解一下吧！

专家带您认识高血压

目前，我国高血压的患病率逐年上升，且呈现出低龄化的趋势。要想防控高血压，首先要对它有一个正确且充分的认识。下面就让专家带您了解一下关于血压和高血压的那些事儿。

血压与高血压

血压指血管内的血液对于单位面积血管壁的侧压力，即压强。人体主要通过血容量的大小和血管的舒张与收缩来调节血压。当血管扩张时，血压下降；血管收缩时，血压升高。当血容量增加时，血压升高；当血容量减少时，血压下降。

血液只有处于压力之下才能有效地循环，心脏是血压产生的源头，足够的循环血容量是形成血压的重要因素。此外，血压还与大血管壁的弹性以及心排血量有关。

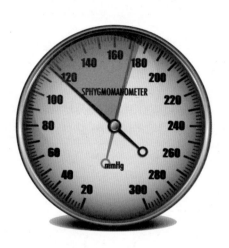

高血压是指以体循环动脉血压（收缩压和舒张压）增高为主要特征（收缩压≥140毫米汞柱，舒张压≥90毫米汞柱），可伴有心、脑、肾等器官的功能或器质性损害的临床综合征，是常见的慢性疾病之一，也是心脑血管病主要的危险因素，严重危害着人们的身心健康。

血压是有波动的

人体的血压是有波动的，起床、睡眠、吃饭、排泄以及工作、运动等一天的活动节奏都是由生物钟控制的，血压也会随着内外环境的变化在一定范围内波动。

气候变化、饮食习惯、精神压力、年龄因素以及肥胖、运动、烟酒、药物等因素都可能引起血压的波动。一般情况下，血压的波动特点是：

△冬季血压比夏季高。

△早晨和上午的血压比下午和晚上高。

△吃饭时血压会临时上升，饭后几小时内血压会缓缓下降。

△夜间睡眠时血压降到最低点。

"高压"与"低压"

当心室收缩时，血液从心室流入动脉，此时血液对动脉的压力最高，称为收缩压，即"高压"；当心室舒张时，动脉血管弹性回缩，血液仍慢慢地继续向前流动，但血压下降，此时的压力称为舒张压，即"低压"。

血压高可引发多种并发症

专家指出，轻度高血压患者仅有头痛、颈后部发紧不适、头晕、失眠、健忘、胸闷等症状，当血压急剧升高时，随着病情的发展，可逐渐出现以损害人体主要脏器为主的并发症，如高血压并发高脂血症、高血压并发痛风、高血压并发糖尿病、高血压并发冠心病、高血压并发脑卒中、高血压并发便秘、高血压并发肾功能减退、高血压并发眼底病变等。

引起血压升高的因素

高血压病不是突然发生的，它的发病是一个渐进的过程。引起血压升高的因素主要可以概括为以下6种：

· 遗传 ·

如果直系亲属（尤其是双亲）中有高血压患者，那么下一代患高血压的概率就会大大增加。

· 饮食 ·

饮食中钠盐摄入过量、脂肪和胆固醇摄入过多、钾摄入不足等，都会在不知不觉中增大高血压的发病率。

· 年龄 ·

高血压的发病率会随着年龄的增长而上升。而且，年龄越大，高血压多种并发症的发病率也越高。

· 吸烟、饮酒 ·

吸烟能引起肾上腺素的活动频率增加，从而使血压升高。长期大量饮酒，会加重心脏和肾脏负担，使血压升高。

· 体重 ·

肥胖人群的血容量相对较大，心脏负担过重，易引起血压升高。

· 其他 ·

如精神紧张、缺乏运动、便秘、罹患疾病（尤其是肝肾疾病、糖尿病等）。

高血压的八大高危人群

了解了引起血压升高的因素后，还要弄清高血压病较为"青睐"的人群，也就是医学意义上的高危人群，这些高危人群主要有以下 8 类：

有高血压家族遗传史的人

许多临床调查资料表明，高血压与基因遗传有很大关系。如果父母、兄弟、姐妹等直系家属中患有高血压的人较多，就一定要引起警惕，并定期测量血压。

摄取盐分过多的人

长期口味重，摄入过多的盐分，往往会给心血管和肾脏造成极大的负担，从而引起高血压的发生。

情绪波动大的人

人在情绪改变时，体内易产生一些特殊物质，如肾上腺素、儿茶酚胺等，这些物质易导致血管痉挛、血压增高。

长期精神紧张或压力过大的人

精神应激在高血压的发病中起着"煽风点火"的作用。长期工作劳累、精神紧张、睡眠不足、焦虑和抑郁的人，他们发生高血压的概率大大高于精神状态比较放松的人。

中老年人

一般而言，年龄越高，患高血压的概率也越大，这是因为年龄的增长会造成动脉逐渐硬化，使得大动脉失去弹性，血液在收缩时对血管壁的压力就会增强。而且，中老年人血压容易波动，在患有高血压时常常伴有多种并发症。

司机或长期开车的人

司机由于长期饮食和作息不规律，而且精神处于高度紧张的状态，容易造成交感神经异常活跃与兴奋，从而导致血压升高。

大量饮酒、长期吸烟的人

大量饮酒、长期吸烟是引发高血压、高脂血症和糖尿病等疾病的重要原因。

超重和肥胖者

体重越重，患高血压的可能性也就越大，尤其是腹部肥胖的人群，其高血压的发病率会比普通人增加 2 ~ 3 倍。

高血压应以预防为主，早查早治

高血压一旦发病，一般是不容易根治的。因此，应以预防为主，早检查，早治疗，尽量降低其对身心的危害。下面，先来做一个小测试，看看你距离高血压有多远吧！

生活小测试，看看你离高血压有多远

下面提到的 18 种情况都是针对可能诱发高血压的因素而制定的，请根据自己的实际情况，在符合的问题项后画"√"。

问题	答案
◆有饮酒的爱好，几乎每天都喝。	
◆喜欢吃咸的食物，盐的摄入量过多。	
◆长期伏案工作，每天工作 10 小时以上。	
◆长期生活在噪声过高的环境中，有时候会因为噪声而感到不舒服。	
◆体重超重，且超过标准体重 20%。	
◆很少运动，不做晨练，没有外出散步的习惯。	
◆生活不规律，起居和饮食没有固定的时间。	
◆经常通宵打牌或玩游戏等。	
◆情绪波动大，容易激动，爱发脾气。	
◆长期失眠，借助药物催眠，且每天睡眠时间不足 6 小时。	
◆经常摄入过多的动物脂肪和动物内脏。	
◆父母中有患高血压者。	
◆神经经常处于紧张状态，容易被惊吓。	
◆不注重饮食的合理搭配，只吃自己喜欢吃的食物。	
◆烟龄超过一年，且每天吸烟 5 支以上。	
◆工作压力大，总怕干不好或总有干不完的工作。	
◆两年内没做过健康体检，甚至没有测量过血压。	
◆容易疲劳，跟其他人做相同的事，别人不累，自己先累了。	

勾画的"√"越多，表示罹患高血压的概率就越大。尤其是当结果显示"√"超过12项时，就要引起重视了，在以后的生活中，要注意规避那些容易引发高血压的行为，防患于未然。

辨别高血压和高血压病

从严格意义上讲，高血压和高血压病是两个不同的概念。高血压是一种症状，通常由其他疾病引起，如慢性肾炎、肾盂肾炎、甲状腺功能亢进、主动脉狭窄症等。这种高血压就是继发性高血压，又叫作症状性高血压；高血压病是一种独立的疾病，大都找不到具体的病因，称为原发性高血压，我们通常所说的高血压一般就是指这种高血压病。

因此，一旦发现血压升高，尤其是中老年人，就应到医院做进一步的检查，千万不要轻易地认为高血压就是高血压病，以免延误疾病早期的诊断和治疗。

高血压的诊断标准

血压一般用血压计来测定，其法定单位是千帕（kPa），通常以毫米汞柱（mmHg）表示。正常的血压范围是收缩压为90～140毫米汞柱（12.0～18.7千帕），舒张压为60～90毫米汞柱（8.0～12.0千帕）。高于这个范围就可能是高血压或临界高血压，低于这个范围就属于低血压。根据世界卫生组织建议使用的血压标准，我国目前对高血压的诊断做出如下界定：

高血压的诊断		
类别	收缩压（毫米汞柱）	舒张压（毫米汞柱）
正常血压	< 120	< 80
高血压前期	120 ～ 139	80 ～ 89
高血压	≥ 140	≥ 90
1 级高血压	140 ～ 159	90 ～ 99
2 级高血压	160 ～ 179	100 ～ 109
3 级高血压	≥ 180	≥ 110

注：1 毫米汞柱=133.322 帕

注意，高血压的诊断不能通过单次测量决定，一般来说，在未服用降压药物的情况下，至少在不同时间段测得的两次以上的数值平均值都是舒张压大于等于90毫米汞柱（12.0千帕）或收缩压大于等于140毫米汞柱（18.7千帕），且身体出现不适或血管病变等情况时，才可确诊为高血压。

各年龄段男女血压标准值

人体的血压会因为人的年龄和性别的不同而有所差异，下表提供了各个年龄段男女正常的血压标准值，以供参考。

不同年龄段男女的血压标准值		
年龄	男性血压正常值/毫米汞柱（千帕）	女性血压正常值/毫米汞柱（千帕）
16～25岁	115/73（15.4/9.73）	110/70（14.7/9.33）
26～30岁	115/75（15.4/10.0）	112/73（14.9/9.73）
31～35岁	117/76（15.6/10.1）	114/74（15.2/9.86）
36～40岁	120/80（16.0/10.7）	116/77（15.5/10.3）
41～45岁	124/81（16.5/10.8）	122/78（16.3/10.4）
46～50岁	128/82（17.1/10.9）	128/79（17.1/10.5）
51～55岁	134/84（17.9/11.2）	134/80（17.9/10.7）
56～60岁	137/84（18.3/11.2）	139/82（18.5/10.9）
61岁以上	148/86（19.7/11.5）	145/83（19.3/11.1）

注：以上血压数值可有小幅波动，但不应超过5毫米汞柱（0.667千帕）。

高血压的分级

高血压根据病情的轻重可分为三级，不同期的高血压治疗原则有所差异，只有知道自己的高血压属于哪种级别，才能拿出行之有效的对策。

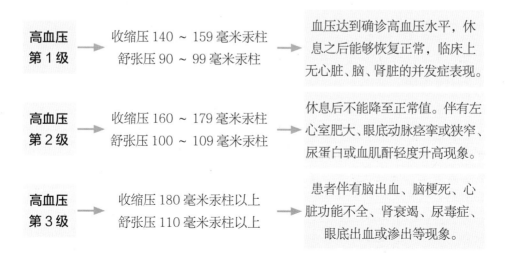

高血压第1级	→	收缩压 140～159 毫米汞柱　舒张压 90～99 毫米汞柱	→	血压达到确诊高血压水平，休息之后能够恢复正常，临床上无心脏、脑、肾脏的并发症表现。
高血压第2级	→	收缩压 160～179 毫米汞柱　舒张压 100～109 毫米汞柱	→	休息后不能降至正常值。伴有左心室肥大、眼底动脉痉挛或狭窄、尿蛋白或血肌酐轻度升高现象。
高血压第3级	→	收缩压 180 毫米汞柱以上　舒张压 110 毫米汞柱以上	→	患者伴有脑出血、脑梗死、心脏功能不全、肾衰竭、尿毒症、眼底出血或渗出等现象。

高血压的常见症状

高血压的症状往往因人、因病期而异。一般来说，以下这几种症状是高血压患者的常见症状。

· 头晕、头痛 ·

头晕和头痛是高血压常见的症状。高血压引起的头晕常表现为一种持续性的沉闷不适感，这种头晕有些是一过性的，常在突然站起来或蹲下时出现，有些则是持续性的；高血压引起的头痛多发生在太阳穴和后脑勺上，表现为一种持续性钝痛，或搏动性胀痛，甚至有炸裂样剧痛。往往在早晨睡醒的时候出现。

· 烦躁、心悸、失眠 ·

高血压患者大多性情较为急躁，遇事敏感、易激动；而且由于心脏功能异常，容易出现心悸的症状。高血压患者失眠多表现为入睡困难或早醒、噩梦、睡眠不实、易惊醒。这三种症状往往相互影响，形成恶性循环。

· 视力下降 ·

如果出现不明原因的视力模糊，可以考虑是高血压引起的。尤其是中老年人，由于颅压和血压的升高，极易出现短暂性的眼睛刺痛、视物不清、重影等症状。此时，不要误以为仅仅是眼病，建议先测测血压，以免影响治疗。

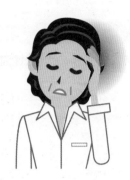

· 注意力难集中，记忆力减退 ·

这些症状在中重度高血压患者身上较为常见，而且血压越高，症状表现得越明显。主要表现为注意力容易分散，近期记忆力减退，但是对过去的事却记得非常清楚。

· 肢体麻木 ·

常见手指、脚趾麻木，皮肤有虫子爬行感，颈部及背部肌肉紧张、酸痛等，部分严重患者还会感觉手指不灵活。一般情况下，当血压降低时，这些症状也会有所好转。

· 出血 ·

高血压患者的出血症状，以鼻出血多见，其次是眼底出血、结膜出血和脑出血。其中，鼻出血往往是发生脑出血的早期信号之一，所以，一定要定期检查，并按医嘱服用降压药。

高血压患者应定期做检查

高血压不仅会影响人体各器官(主要为血管、心、脑、肾和视网膜)的结构与功能，最终还可能导致这些器官的功能衰竭。因此，高血压患者应定期做检查，包括血液检查、心脏检查、眼底检查、尿液及肾功能检查。

血液检查

高血压会引起血液变化，如血糖升高、血液的黏稠度增加，定期进行血液检查，能降低血栓形成的风险，并有助于及早发现糖尿病、冠心病等并发症。

心脏检查

通过心电图检查可以判断患者是否有左心室肥大及心肌缺血情况。若怀疑患者心脏有左心室扩大或左室间隔及室壁增厚的情况，则可做超声心动图加以观察。另外，观察患者的左心室肥厚程度和心脏增大程度，常需定期拍摄胸片。例如，有的病人在早期仅发现在室边缘较饱满或心主壁略有增厚，尔后多次复查，发现左心室、右心房明显扩大，则表明心脏病变有所发展，且有可能发生高血压性心脏病。如果胸片见肺瘀血等改变，那就提示患者有发展为心力衰竭的危险。

眼底检查

高血压患者的病情发展到一定程度时，其眼底视网血管会发生某些病理改变。通常对早期病人做眼底检查可以发现小动脉痉挛性收缩，病情较重者可见到血管反光增强，管径不规则，且有动静脉交叉压迫现象，血管硬化会呈银丝状。一些患者血压急剧升高，眼底小血管还会呈现出血、渗出，甚至见到视乳头水肿，严重者可出现视神经萎缩和视力下降的情况。

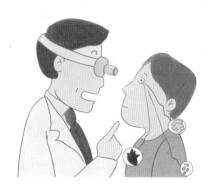

尿液及肾功能检查

随着高血压病情的发展，患者的肾小动脉会发生持续痉挛，引起肾脏器质性病变。因此，病人应定期做尿液及肾功能检查。

常用的降压药及注意事项

专家建议，凡是高血压 2 级以上的患者，一开始就应考虑使用药物进行治疗。那么，常用的降压药有哪些，又该如何服用呢？不妨看看下面的表格。

常见的降压药及其作用机制		
常用的降压药物分类	**药物举例**	**具体说明**
扩张血管型药物	钙通道阻滞剂（如硝苯地平、尼群地平、尼莫地平、拉西地平）	通过阻止钙进入血管细胞来降低血压，还可以缓解心绞痛。临床可见面红、头痛、心跳较快等不良反应
	血管紧张素Ⅱ受体阻滞剂（如氯沙坦、缬沙坦、厄贝沙坦等）	此类药物是在血管紧张素转换酶抑制剂的基础上开发的，不会引起咽痒、干咳等不良反应
	α 受体阻滞剂（如哌唑嗪、酚苄明、酚妥拉明等）	可以放松收缩的血管，降低血压，但可能引起体位性低血压，所以服用该药的患者起床时要格外小心
减少血容量和心输出量型药物	利尿剂（如呋塞米、氢氯噻嗪、螺内酯等）	应用利尿剂，在高血压早期能够通过促进钠和水分的排出而减少血容量，从而降压，但不宜长期使用
	β 受体阻滞剂（如普萘洛尔、美托洛尔、阿替洛尔等）	可使心肌收缩力下降、心率减慢，从而降低血压。存在心脏传导阻滞和伴有哮喘的高血压患者禁止服用

服用降压药的注意事项

由于高血压是慢性病，一般无法根治，大部分高血压患者都需要终身服用降压药，因此，了解服药的注意事项很有必要。

△夜间血压过低的患者，在临睡前不宜服用降压药。

△用药应谨遵医嘱，避免频繁盲目换药和擅自乱用药物。

△宜采取"阶梯用药法"，即从单一药物的小剂量开始，逐渐增加剂量。如果足量后仍未充分控制血压，则加用第二种药物或更多的药物联合治疗。

联合用药，保护靶器官

联合用药是指为了达到治疗目的而同时或先后应用两种或两种以上的药物，这主要是为了提高药物的疗效或为了减轻药物的毒副作用。专家建议，除了轻型或刚发病的高血压之外，其他类型的高血压应尽量避免单一用药，采取联合用药，复方治疗。

· 联合用药的好处 ·

正确联合用药可以让药物产生协同作用，通过减少每种药物剂量，抵消不良反应。例如，使用利尿剂和血管扩张剂引起的继发性交感神经活性增高和肾素升高，可被 β 受体阻滞剂所对抗；血管扩张剂的水钠潴留作用可被利尿剂抑制等。

· 联合用药的注意事项 ·

联合用药有时也可能产生相反的结果，因此，一定要注意以下事项，以免适得其反。

> 首先，并不是所有的药物都能与降压药联合使用，这些不能与降压药联合使用的药物包括治疗关节炎的非类固醇抗炎药，如消炎痛、布洛芬、扶他林等；治疗帕金森病的左旋多巴；治疗肺结核的利福平；治疗忧郁症的三环类抗抑郁药多虑平；抗心律失常药物，如奎尼丁、慢心律等；治疗心力衰竭的洋地黄类地高辛等。

> 其次，对于特殊人群，联合用药有一定的禁忌。如 60 岁以上的老年人，即使遵循联合用药法则，也应尽量避免使用利舍平、氯压定等，以防产生抑郁症；高空作业的人群、驾驶员在联合用药过程中，应尽量避免使用利舍平、氯压定、普萘洛尔，因为它们对中枢神经有一定的抑制作用。

> 最后，每个高血压患者的身体情况、病情都是不尽相同的，因此，具体联合用药的方法应听取医生的专业建议，切不可擅自用药，以免造成严重的后果。擅自用药不仅无法起到治疗疾病的目的，甚至会对身体造成其他伤害，得不偿失。

日常降血压实用法则

虽然高血压的发病率高，并发症多，但它是可以预防和控制的。这就要求我们在日常生活中时刻保持良好的生活习惯，提升自愈力，从生活中降压减药。

定期测量血压，了解血压变化

定期测量血压是掌握自身血压变化的简单有效的方法。常用的血压计有水银柱式血压计、电子式血压计和气压式血压计三种，其中，电子式血压计操作更为方便。

测量血压前，要做好相关的准备，如保持室内安静，室温控制在 20℃左右，放松精神，排空膀胱等。另外，测量前不饮酒、咖啡和浓茶，30 分钟内禁止吸烟。

做好准备以后，就可以按照如下步骤测量血压了。

Step1

取坐位，裸露上臂，手掌向上平伸，肘部与心脏保持在一个水平线上，上臂与身躯呈 45°，手掌放松。

Step2

将袖带缠绕在右上臂，气囊中间部位正好压住肱动脉，气囊的下缘在肘窝上 2.5 厘米处，袖带的紧度可伸入 1～2 指。将听诊器置于袖带下肘窝处的肱动脉上。

Step3

开始充气，压迫动脉使血流停止。从感觉脉搏消失起，再继续加压使水银柱上升 30 毫米汞柱（4.0 千帕）。

Step4

一面听脉搏，一面将袖带的压力放松，放松袖带压力的速率为每秒 2～3 毫米汞柱（266.6～400.0 帕）。当压力降至某一程度，听诊器中开始出现血液流动的声音，此时血压计上的数值就是收缩压。

Step5

继续放出袖带内的空气，从听诊器中听到的声音会渐渐微弱，最后完全消失，此时血压计上所记录的数值就是舒张压。

注意：测量血压要掌握正确的时间。一般选择在 6:00～10:00 和 16:00～20:00 这两个高峰时段测量，可以了解一天中血压的最高值。

想要降低血压，先控制好体重

体重是影响血压变化的重要因素之一，日本的研究资料显示，80%的高血压患者通过减肥可以使血压下降。我国的医学专家也指出，无论是高血压患者还是血压正常的肥胖者，减轻体重均可降低血压，减慢心率。因此，想要降低血压，应先控制好体重。

【身高（厘米）－105】的±10%为体重（千克）的正常范围，超过上限的部分即为超重。根据这一公式计算出自己的体重范围，并根据结果进行调整，是预防血压升高的重要举措。

日常饮食需把关，谨防吃出高血压

调查发现，很多人是因为饮食不当而患上高血压的，那么，要想有效地防治高血压，自然也要从饮食入手。

日常用餐把好关，养成良好的饮食习惯，科学防治高血压，需要做到以下几点：

△清淡饮食，均衡营养。

△限制盐分和热量摄入。

△多喝水，多饮茶。

△多吃新鲜蔬果、豆制品、粗粮和菌类。

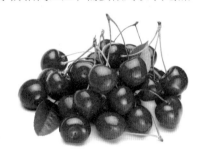

△少吃胆固醇含量高的食物。

△忌过量饮酒、暴饮暴食等。

起床坚持"两温"的原则

早上起床后，坚持"两温"原则，可以辅助降压，您在日常生活中不妨一试。所谓"两温"，就是早上起床后用温水刷牙洗脸，空腹喝一杯温开水。尤其是在寒冷的冬季，若用冷水洗脸很容易导致血压急剧上升。习惯用冷水洗脸的人，到了开始有高血压的年龄也应改掉这个习惯；而清晨空腹喝一杯温开水，可以降低血液浓度，促进血液循环，有效防止便秘，从而辅助降压。

居室强调"一通、二温、三静"

为了更好地控制血压，高血压患者的居室需遵循"一通、二温、三静"的原则。

应根据房间条件与环境气温情况灵活掌握通风的时间和时长，如夏天门窗要经常打开，冬天门窗可以轮流打开。

高血压患者的居室应保持适宜的温度，一般以 16 ~ 24℃为宜，夏天可稍稍提高，如 21 ~ 32℃。

研究发现，大于 85 分贝的噪声，会对神经系统、血管系统产生伤害，高血压患者的居室应尽量保持清静，可选用隔音效果好的门和窗户玻璃。

每天梳头可预防血压升高

每天梳头，可以通过梳子对头皮的摩擦，增加发根的血流量，改善头部血液循环，还可促进大脑和脑神经的血液供应，有助于降低血压，预防动脉硬化、脑溢血等疾病的发生。

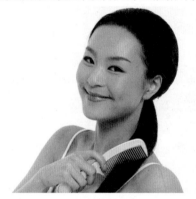

建议每天早、中、晚各梳头一次，力度要适中，每次 2 ~ 3 分钟，要保证头皮各部位都梳理到，当感觉到头皮发热时可停止。

另外，用梳子反复梳头后，可以再用木梳齿轻轻叩打头皮 3 ~ 5 分钟，效果更好。

注意冷暖变化

气候变化是引起人体血压波动的一大因素，对于高血压患者来说，更应注意天气的冷暖变化，谨防血压骤升或骤降。

炎热的夏季，是心脑血管疾病频发的季节。随着天气开始变得炎热，人们的心情也因此变得烦躁、焦虑、不安，情绪起伏大，会影响内分泌调节，引起血压上升。因此，要注意消暑，同时要保证机体的水分供应，以免出汗过多，血液中水分减少，导致血液黏稠度上升，形成血栓。

在冬季，则应做好充分的保暖措施，因为寒冷气候的刺激会使人的交感神经异常兴奋，肾上腺皮质激素分泌增多，从而使血管收缩，外周阻力增加，导致人体血压升高。

定期排便，远离便秘

便秘能够间接促使血压升高，因大便秘结，在排便时要憋气使劲，这样血压就会急剧升高，放松时血压又迅速下降，特别是蹲式排便，更容易出现这种大幅度变化，以至于在排便时引起脑出血和心肌梗死。因此，高血压患者，尤其是血压未控制好的患者，一定要养成良好的排便习惯：

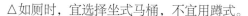

△如厕时，宜选择坐式马桶，不宜用蹲式。

△不要过于用力排便。

△排便时间不宜过长。

△厕所里要有安全保障，比如灯光要明亮、地面应防滑、杂物不要乱放等。

避免不良的看书、看电视姿势

日常生活中，在看书、看电视时，很多人往往喜欢趴着，其实这是很不好的习惯，不仅会有损视力，而且，对于高血压患者来说，这样做易引起肌肉收缩，导致血液中的氧分不足，血压升高，甚至造成脑血管破裂。

从现在开始，关注生活细节，用正确的姿势看书、看电视以及做其他事情，相信你的身体会更加健康!

劳逸结合，保持优质睡眠

高血压患者要合理安排自己的作息时间，劳逸结合，保证充足且优质的睡眠。只有这样，才能保证肝脏的正常排毒功能，延缓血管老化，辅助降低血压，以及降低多种心脑血管并发症的发病率。

△早睡早起，每日保证 7 ~ 8 小时睡眠时间，并适当午睡。

△洗个热水澡或用热水泡脚等，能提高睡眠质量。

△营造安静的睡眠环境，尽量避免环境吵闹。

△选用舒适的床上用品，包括高度适中的枕头，软硬适中、有足够承托力的床垫等。

△睡前避免吸烟、情绪激动。

△晚餐切忌过饱，也不要喝咖啡、浓茶，吃巧克力等。

适量运动是降压的有效措施

运动疗法是改善三高的重要方法之一，对于一些轻度的高血压患者来说，坚持科学、合理的运动，甚至不吃药就能让血压恢复正常水平。

高血压患者的运动类型应以有氧运动为主，选择一些全身性的、有节奏的、容易放松、便于监察的项目。

散步或步行

此运动项目由于强度较小，适用于各个年龄段的高血压患者，每次散步或步行15～30分钟，每天1～2次即可，速度和时长可根据自身体力而定。

慢跑

慢跑时的步伐宜轻快而有弹性，身体重心起伏小，呼吸要和跑步的节奏相吻合。刚开始练习时，可以在步行的基础上慢慢加量。青少年可每周进行4～5次，每次20～25分钟，距离为3000米左右；中老年人每周3次，每次15～25分钟，距离为1500米左右。

打太极拳

太极拳动作柔和、运动量适中，可使肌肉放松、思绪宁静，非常适合高血压患者，尤其是中老年患者。建议每日练习1～2次，每次20分钟。

做体操

做体操应按节次顺序进行，动作幅度宜大，肌肉要放松，不宜做长时间的低头、跳跃、快速旋转、紧张用力等运动。体操可每日安排1～2次，每次20分钟。

练瑜伽

瑜伽的训练强度适中，体式灵活，适合各个年龄段的高血压患者。在练习瑜伽时，要充分掌握瑜伽的姿势和呼吸法，自然进行。每周2次，每次30分钟即可。

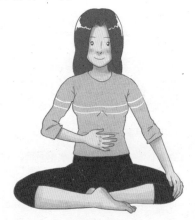

注意：高血压患者运动要避开清晨和傍晚，因为血压在这两个时间段波动较大。9:00～11:00、16:00～18:00是较好的选择，但运动时间也不用刻意固定，可以灵活安排。另外，无论采取哪一种运动方式，都应循序渐进，量力而行，这样才能达到良好的降压功效。

经常按摩涌泉穴、风池穴

在高血压的预防和治疗中，中医保健也占有一席之地，专家指出，经常按摩涌泉、风池两穴位，有稳定血压的功效。

涌泉穴：位于足底部，在足前部凹陷处，第2、第3趾趾缝纹头端与足跟连线的前1/3处。

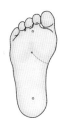

风池穴：位于颈部，当枕骨之下，与风府穴相平，胸锁乳突肌与斜方肌上端之间的凹陷处。

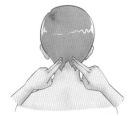

△将左手食指、中指、无名指紧并，由上而下推按风池穴，先左后右推按各1分钟。
△分别对左右两侧的风池穴进行揉、拿，操作时间为3分钟。
△用右手手掌搓擦涌泉穴30次，再屈伸双脚趾数次，静坐10～15分钟。

保持良好的情绪，忌暴怒

研究表明，人在暴怒、激动时，血压可急升约30毫米汞柱。对高血压患者来说，积极调适情绪，对稳定血压水平、降低高血压的发病率有积极作用。

△正确认识疾病，主动配合治疗。
△培养业余爱好，丰富精神生活。
△善待自己，宽以待人。
△必要时学会适当发泄负面情绪。

从现在起，远离烟草

前面已经介绍过了，吸烟是引起人体血压升高的"凶手"之一，这主要是因为烟草中所含的大量尼古丁，能够刺激机体释放出儿茶酚胺等收缩血管的物质，使血压升高并加重心脏的负担；此外，尼古丁还会抑制降压药发挥作用，使得高血压的治疗效果大打折扣。

从现在开始，远离烟草，吸烟的要立即戒烟，不吸烟的，也要谨防二手烟的危害。

常见降血压专家答疑

关于降血压，您可能还有很多疑问需要专家解答，以下所列出的十几个问题，都是与血压、用药以及生活保健相关的，希望能对患者的生活有所帮助。

什么是"白大衣现象"？如何预防？

有些病人见了医生就紧张，当医生示意要测量血压时，病人的血压即刻升高，但在离开医生后血压即恢复正常，这就叫高血压的"白大衣现象"，也就是说由于医务人员（特别是医生）在场引起患者血压反射性升高。

对于这一现象，医学家认为，患者的心理因素及诊室的医疗氛围都是重要的影响因素。医务人员在测血压时对患者有"加压效应"——医务人员的态度和语言，能影响病人所测的血压值；一些患者可能存在对医生和环境的"应激反应"和"警觉反应"，而导致血压升高。

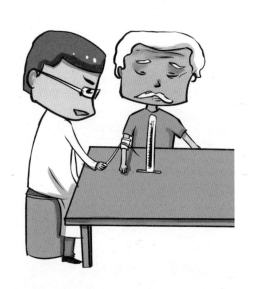

要想预防"白大衣现象"，患者在见医生前，应充分休息，保持情绪稳定。候诊时可以看看书、听听音乐，不要思虑过重。如果偶然一次去医院检测出血压高，可以换个环境，或换个时间，多测量几次，综合判断，不要贸然给自己贴上"高血压"的标签。

什么是高血压危象？如何治疗？

高血压危象，是指原发性和继发性高血压在疾病发展过程中，在某些诱因作用下，使血压急剧升高，病情急剧恶化以及由于高血压引起的心脏、脑、肾等主要靶器官功能严重受损引起的并发症。

高血压危象治疗的基本原则是：尽快使血压下降，并根据病情选择用药，做到迅速、安全、有效，并密切观察患者是否有神经系统症状、心输出量降低、少尿等现象。

高血压患者血压突然升高怎么办？

高血压患者如果血压突然升高，出现头痛、头晕等症状，或毫无症状而自测血压大于等于180/110毫米汞柱，应立即进行降压自救。可先口服短效降压药，如硝苯地平，半小时至一小时后血压未见明显改变则可加服卡托普利或可乐定。若患者出现恶心、呕吐，可含服硝苯地平等短效降压药，并持续监测血压，如果血压控制不理想或症状加重，应立即就医。

血压高但没有不舒服，需要治疗吗？

一般来说，偶然一次的血压偏高，但身体没有不适，不需要治疗；但如果在排除影响因素的前提下，多次的测量结果偏高，即使没有不舒服的症状，也应立即接受检查并调整血压，以防加速动脉硬化的形成。

高血压患者如何洗头、洗澡？

高血压患者属于慢性疾病的特殊群体，在日常洗头、洗澡时，有很多讲究。

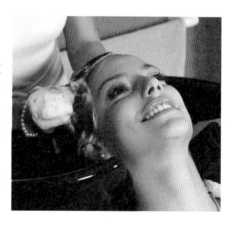

高血压患者在洗头时，宜用温水，并做好保暖措施。洗头的过程中，可用自己的十个手指头，从头顶前额四周到后颈轻轻地来回旋转按摩，每次20～30个来回，或用梳子梳头，这样做可以刺激头皮神经末梢，促进头部血液循环，有利于新陈代谢和神经功能的调节，松弛紧张状态，使头脑清醒、全身舒适，从而降低血压。

高血压患者洗澡的时间可安排在饭后1小时；洗澡的水温不宜过热或过冷，以24～29℃为宜；时间不宜过长，盆浴以20分钟为宜，淋浴3～5分钟即可；洗完澡后要披一条毛巾，或在浴室里提前换好衣服。另外还需要注意的是，不宜在酒后、饭后或过度疲劳时洗澡，老年高血压患者洗澡时应有人陪伴。

高血压患者可以晨练吗？

一般不建议高血压患者晨练，因为夜间血压大多要比白天低，经过一夜的睡眠，早晨醒来后，一般会出现心率加快、血液黏度增高的现象。而 6:00 ~ 9:00 是心肌梗死、脑卒中容易发生的危险时刻。

如果是身体状况相对良好的高血压患者，可以适度进行晨练，但也要注意先吃好降压药再去，以防晨练时血压骤升而发生意外。

所有的高血压患者都适合运动吗？

并不是所有的高血压患者都适合运动，运动疗法只适用于临界高血压、轻度和中度原发性高血压以及部分病情稳定的重度高血压患者。下面几种情况的高血压患者应避免或暂停运动：

△血压波动很大的重度高血压患者。

△出现高血压药不良反应而未能控制者。

△运动中血压过度增高者（血压大于 220/110 毫米汞柱）。

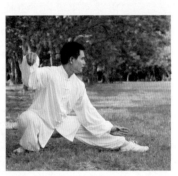

△出现严重并发症(如严重心律失常、心跳过快、脑血管痉挛、心力衰竭、不稳定型心绞痛、肾功能衰竭等）的高血压患者。

高血压患者可以过性生活吗？

性生活既是一种耗体力的"运动"，也是包含兴奋和紧张的情感活动。进行性生活时，血压的剧烈变化在所难免，尤其在性高潮时，血压会明显升高。因此，为了避免血压急剧波动，高血压患者过性生活应适当节制，区别对待。

· 一期高血压患者 ·

每 1 ~ 2 周可进行 1 次性生活，应避免过分激烈、时间过长和出现憋气的动作。

· 二期高血压患者 ·

每 2 ~ 4 周可进行 1 次性生活，进行前可先服 1 次降压药，应避免激烈、长时间的性生活。在过程中如出现不适应立刻停止，卧床休息并及时增服 1 次短效降压药。

· 三期高血压患者 ·

一般来说，由于三期高血压患者的身体状况差，血压不稳定，建议不要过性生活。

长效和短效降压药应如何区分和选择?

降压药有长效和短效之分，长效降压药的作用时间长，一次口服后降压可持续24小时以上，一般一天只需服用1次，缺点是药物吸收慢、见效慢；短效降压药具有降压作用强大、起效迅速的优点，所以，在遇到血压突然升高时，常把它作为急救药，但是它很难保证24小时的平稳降压。同时，有明显的药效高峰期及半衰期，刚开始服药的一段时间内降压作用强，到半衰期以后降压作用逐渐减弱，因此使用短效降压药物易使血压呈现波动。

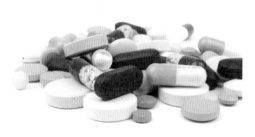

长期服用降压药会产生耐药性吗?

一般来说，长效降压药服用时间宜长不宜短，短效药物也不能间断服用。有些患者可能会担心长期服用降压药会产生耐药性，其实不会的。医生会根据患者的个体情况采取对症治疗的原则，帮助患者选择有效且合适的一种或数种降压药长期服用。有的患者初次服药，血压可能会明显下降，连续服用数天后，降压幅度就不如首次明显了，但仍有降压作用，这种情况并不是身体出现了耐药性，只要谨遵医嘱服药、定期检查就好。

高血压患者是否可以停药?

专家指出，关于高血压患者是否可以停用降压药，需综合考虑多种情况。对于血压控制良好，治疗时间在5年以内者可考虑停药。如果长期单服一种降压药，停药前应先做心脏超声波检查，确定心脏无损伤后再停药。停药后要坚持一定的运动锻炼，并配合好的生活和饮食习惯，以防血压再次升高。如果停药1年没有复发，说明治疗成功。

不过，下列几种情况的原发性高血压患者不应停药：

△血压水平较高，如收缩压在150毫米汞柱以上，舒张压在90毫米汞柱以上者。

△高血压并发心脑血管疾病的患者。

△停药后自感不适，病情反复者。

科学饮食

——让血压不再"高人一等"

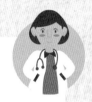

　　科学饮食对血压水平的控制有很大的帮助，多摄入有助于降压的营养素，坚持正确的饮食调理原则，走出不利于控制血压的饮食误区，您的身体会更加"健康无压"。

有助于降血压的重要营养素

　　高血压患者要合理控制膳食，但患了高血压不等于就要完全素食。摄取必要的营养素，有助于强化血管，稳定血压值，这也是降压工作中必不可少的一环。

蛋白质，保护血管壁

　　蛋白质是身体各组织器官的主要构成材料，能为人体提供能量，增强身体免疫力，抵抗细菌和感染。人体如果缺乏蛋白质，对疾病的抵抗力会下降，大脑活动会迟钝，且易发生贫血，血管壁会变得脆弱。如果人体长期缺乏蛋白质，甚至会危及生命。很多朋友一得知自己患有高血压就长期严格素食，一点儿肉都不吃，拒绝一切动物蛋白和脂肪的摄入，结果血压反而升高，这可能与血管壁弹性变差有一定的关系。因此，在日常生活中一味强调预防高血压要素食是不可取的。

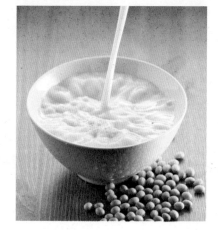

　　一般来说，高血压患者每日摄入蛋白质的量，可按每千克体重摄入 1 克蛋白质的标准来进行。病情控制不好或消瘦者，可将每日摄入蛋白质的量增至每千克体重 1.2 ～ 1.5 克。蛋白质不能过量摄入，因为人体内的三大类营养素——蛋白质、脂肪、糖类，是可以相互转化的，蛋白质摄入过多，热量过大，久而久之，也可造成肥胖、血管硬化，并使血压升高。因此，摄取蛋白质应适量。

　　另外，在摄取蛋白质时，除了要确保量之外，还要注重"质"，以摄取优质蛋白质为先。蛋白质有动物蛋白和植物蛋白之分。动物性食品中往往富含完全蛋白（含有人体所需要的8种必需氨基酸），如肉类、鱼类、贝类、蛋类、奶酪等，理应优于植物蛋白。但在大豆和豆制品中，除了蛋氨酸比例偏低外，其他几种必需氨基酸含量都很高，也属于优质蛋白质的范畴。

　　对于一般人而言，摄取蛋白质时，应重点关注肉类、鱼类、贝类、蛋类、奶酪和豆制品。但对高血压朋友而言，建议多考虑一下植物蛋白，尤其是大豆蛋白。此外，对于高血压并发肾功能不全的患者，则不宜多吃植物蛋白，因为植物蛋白在转化过程中的产物会增加肾脏负担。这时候，在选择蛋白质食品时应以鱼、蛋为先。

食材推荐： 牛奶、奶酪、鸡蛋、猪瘦肉、牛瘦肉、鸡胸肉、鸡腿肉、黄豆、绿豆、豆腐等。

膳食纤维，降低胆固醇和钠含量

适量摄入膳食纤维，能帮助肠胃蠕动，促进食物的消化和吸收。膳食纤维的强大吸水性，有利于粪便的排泄，防止便秘。便秘容易使血压升高，是心血管疾病发作的诱因之一。膳食纤维还具有较强的吸附性，能将众多对人体有害的物质一起带出体外，在这个过程中，钠盐也会随同粪便一起排出，无形中减少了钠盐对血压的不利影响。膳食纤维具有调节糖类和脂类代谢的作用，能减缓饮食中葡萄糖的吸收速度，有助于控制餐后血糖的骤升，摄入足量膳食纤维，对预防高血压、冠心病、高脂血症、糖尿病、癌症等多种疾病都有帮助。

膳食纤维有两种——水溶性膳食纤维和非水溶性膳食纤维。水溶性膳食纤维常见于水果、海藻等食物，它能减缓消化速度和最快速排泄胆固醇，有助于让血液中的胆固醇和血糖水平维持在理想水平，还能有效预防高血压并发高脂血症的发生。非水溶性膳食纤维常见于叶类蔬菜中，它的主要功能是将对人体有害的废弃物带出体外。

食材推荐： 大米、荞麦、糙米及各种豆类；大白菜、上海青、小白菜、菠菜、南瓜、胡萝卜等蔬菜类；香菇、黑木耳、海带、裙带菜等菌藻类；以及苹果、柑橘等水果。

维生素C，保持血流畅通

维生素C能够促进人体合成氮氧化物，氮氧化物具有扩张血管的作用，从而有助于降低血压。另外，维生素C具有较强的抗氧化性，能将胆固醇氧化，变成胆酸排出，血液中的胆固醇一旦减少，就能降低患动脉硬化的概率。血流通畅、血管健康，血压自然能控制在理想水平。高血压患者建议每日摄入维生素C约60毫克，相当于一个猕猴桃中含有的维生素 C 量。

食材推荐：菠菜、上海青、包菜、芥蓝、青椒、西红柿、橘子、猕猴桃、草莓、柠檬、橙子、樱桃、葡萄柚等。

钙，强化、扩张血管

血液中的钙具有降低血脂、防止血栓的功能，同时可以强化、扩张血管，达到降低血压的目的。另外，人体摄入充足的钙，能增加尿钠排泄，减轻钠对血压的不利影响。流行病学调查也显示，每日钙摄入量小于300毫克的人，高血压的发病概率是每日钙摄入量约1200毫克的人的2～3倍。每日钙的摄入量与血压水平呈显著负相关，也就是说钙摄入量多者血压反而更低。

建议成人每日摄入钙约800毫克。牛奶及奶制品是钙的优质来源，每日饮用250毫升牛奶，可补充钙质近300毫克，乳糖不耐者可选择酸奶代替牛奶补充钙质。维生素D是钙的好搭档，补钙的同时补充维生素D，有助于钙的吸收和利用。经常晒太阳，有助于人体补充足量的维生素D。

食材推荐：牛奶、酸奶、西蓝花、芹菜、荠菜、上海青、海带、紫菜、黄豆、豆腐、鲜虾以及各种鱼类。

钾，促进钠排出

高血压最忌"高钠低钾"。我国居民膳食中的钾摄入量普遍偏低，膳食中的钠钾比例大约是 3：1，这与我国高血压患病率长期居高不下直接相关。过多的钠会造成水分滞留，进而产生水肿、血液量上升、血压升高等症状，而钾有助于钠的代谢与排出，因此具有调节血压的功能。此外，钾能使血管扩张，降低外周血管压力，有利于降压；钾对血管还有保护作用，可降低高血压患者并发脑卒中等心脑血管病的发生率。

研究证实，如果饮食中的钠钾比例从 3∶1 降至 1∶1，收缩压可下降 3.4 毫米汞柱。这就意味着，在减少钠盐摄入的同时，还要增加钾的补充。建议肾功能正常的高血压患者每天补充 2000 毫克的钾，相当于 100 克香蕉中钾的含量。补钾不能过量，尤其是肾功能不全的高血压患者，因为肾功能不全时，钾离子的排出较慢，容易在体内蓄积，导致高钾血症，可诱发心律失常，甚至心脏骤停。

食材推荐：菠菜、茼蒿、豌豆苗、芹菜、金针菇、芦笋、莴笋、苋菜、黄豆芽、胡萝卜、空心菜、土豆、香菇、黄豆、绿豆、绿茶、香蕉等。

镁，帮助扩张血管

镁作为腺苷酸环化酶的激活剂，能扩张血管，辅助心脏收缩、跳动，将血液运送至全身，是维持心脏运作的重要元素。另外，镁能稳定血管平滑肌细胞膜的钙通道，激活钙泵，泵入钾离子，限制钠内流，还能减少应激诱导的去甲肾上腺素的释放，从而起到降低血压的作用。建议成年男性每日补充镁约 360 毫克，成年女性每日补充镁约 315 毫克。

食材推荐：荞麦、薏米、小米、紫菜、黄豆、黑豆、花生、黑木耳、牛奶、鲤鱼、鲑鱼、鳕鱼及绿色蔬菜等。

黄酮类化合物，增强血管壁弹性

黄酮类化合物具有高抗氧化作用，能避免胆固醇氧化而导致的动脉粥样硬化，同时还具有抗血栓、扩张血管、加强血管壁弹性等功能，使血液流通更为顺畅。

> **食材推荐：** 胡萝卜、洋葱、花菜、黄豆、橙子、西红柿、柠檬、草莓、苹果、葡萄等。

胆碱，加速脂肪代谢

胆碱可以起到降低血液中的脂肪、分解血液中的同型半胱氨酸的作用，进而起到保护血管健康、预防动脉硬化、降低血压的作用。还能起到预防高脂血症、脂肪肝的作用。补充胆碱时最好与维生素 B_{12} 一起补充，可以使其发挥更好的效果。建议成人每日摄入胆碱 500 ~ 800 毫克，相当于 30 克鹌鹑蛋或 40 克猪肝中的胆碱含量。

> **食材推荐：** 全谷类、黄豆、豆腐、包菜、花菜、猪肝、牛肉、蛋黄、牛奶及各种坚果等。

芦丁，抑制使血压上升的酵素活性

芦丁，也称维生素 P，其本身的降压作用微弱，但它能保护细小血管，有助于增加血管壁的弹性，使血液流动更顺畅。另外，芦丁还能抑制使血压上升的酵素的活性，从而起到降压作用。人体对芦丁的需求量不多，每日摄取 50 ~ 70 微克即可满足需要（相当于 100 克洋葱中含有的芦丁的量）。芦丁不宜过量补充，否则可能会导致腹泻。

> **食材推荐：** 荞麦、大枣、山楂、柠檬、樱桃、葡萄、茄子、洋葱、红酒等。

降血压，饮食调理有原则

生活习惯影响着血压，而饮食作为生活习惯的重要组成部分，需要高血压患者格外重视。从现在开始，调整自己的饮食习惯，改变不良习惯，轻松降血压吧！

从现在开始，调整饮食习惯

你是否有爱吃重口味食品的习惯，又或者是只爱吃肉、不爱吃蔬菜？你是否经常到外面吃饭，每天都少不了零食，睡前还要来一份夜宵？如果有，就要引起重视了，因为这样的饮食习惯对控制血压极为不利。

接下来跟着我们一起做个小测试吧，看看自己的饮食生活是否达标。

◎ 坚持吃早餐，按时吃一日三餐

◎ 注意营养均衡

◎ 喜欢清淡饮食

◎ 每顿饭只吃到八分饱

◎ 吃饭时细嚼慢咽

◎ 每天都会吃点蔬菜

◎ 时不时会吃些粗粮

◎ 经常吃菌菇和海藻类食品

◎ 喜欢吃豆类食品

◎ 比起红肉更喜欢吃鱼

◎ 很少吃虾皮、鱼干、鱿鱼等咸味海珍

◎ 很少吃咸菜、腊肉

◎ 很少吃猪肝、猪大肠、羊肚、牛百叶、牛肚等内脏

◎ 不喜欢吃油炸食品

◎ 很少吃零食

◎ 很少吃薯片等膨化食品（1周不超过1次）

◎ 很少吃方便面类食品（1周不超过1次）

◎ 不爱喝面汤

◎ 很少在临睡前吃东西

◎ 很少外出就餐（1周不超过1次）

以上项目，若回答是计2分，不完全是或不确定计1分，回答不是计0分。

如果您的总分在0～12分，说明饮食习惯对高血压病情控制极为不利，亟待改变；得分在13～25分，说明平时不太重视饮食习惯，改善饮食生活，对高血压病情控制将很有帮助；得分在26～32分，说明平时饮食习惯依然有需要改善的地方，需要更加重视；得分在33～39分，说明饮食习惯还算可以，平时比较注重保健，但并非完美；得分40分，说明您的饮食生活做得很好！

饮食三要：减盐、限制热量、均衡营养

饮食降压，归纳起来就是3个要点：①减少食盐摄入量；②限制热量，避免过量饮食；③多样化饮食，均衡营养。

减盐

高盐饮食和高血压的发病密切相关。研究表明，每人每天增加2克食盐摄入可导致血压升高1～2毫米汞柱，对于部分钠感受性强的高血压患者，限制食盐摄入后，收缩压可下降2～8毫米汞柱。减少食盐摄入，除了有直接的降压效果外，还有助于增加降压药物的降压效果。

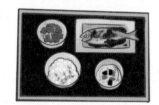

限制热量

随着社会环境和生活习惯的改变，人们的饮食结构正在悄然发生着变化，"晚睡晚起、不吃早餐、暴饮暴食、每天吃快餐、零食不离手……"等诸多不良饮食习惯，让越来越多的人加入"肥胖大军"，而肥胖与高血压之间存在着明显关系。想要预防肥胖或减肥，除了运动之外，改变饮食结构，控制总热量非常重要。

均衡营养

任何一种食物都不可能提供人体所需的全部营养，人体需要均衡摄入多样化饮食，主食、蔬菜、水果、肉类、鱼类、海产品、蛋类、奶制品等各类食品都要食用，这样才能保证人体摄入丰富而又均衡的营养。尤其是优质蛋白质、膳食纤维、维生素以及钙、钾等对降压有帮助的营养素，更要重点摄取。

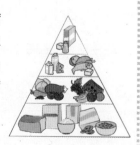

精准减盐有窍门

人一天需要多少盐？怎么控制自己每日的食盐量？又如何烹制出低盐美味呢？跟着我们一起来学习减少食盐摄入的诀窍吧！

每天钠盐摄入不宜超过 6 克

世界卫生组织推荐每人每天食盐用量为 5 克；中国营养学会推荐，成年人每天食盐摄入量不宜超过 6 克。如果是已患有高血压的人群则还要减少摄入量，以每天 3 ~ 5 克为宜。可在厨房中准备专用量勺，烹调时定量使用食盐，且食盐尽量使用低钠盐。

警惕食物中的"隐形盐"

这里所说的 6 克盐、5 克盐、3 克盐，并不仅仅是只对食盐克数的限制，而是对一天所有进食的含盐总量的限制，因为食物中也含有盐分。有些人口味较重，平时在烹调食物时会习惯性地加入过多的调味料，或是喜欢吃咸菜，都会导致在无形中摄入过多"隐形盐"，这样"减盐"的目标是无法达到的。

△酱油、醋、味精、鸡精、生抽、蚝油、豆瓣酱、辣酱、腐乳等调味品中都含有盐。
△面包、饼干、蛋糕、冰激凌、奶酪等，为丰富口感，也会加入含钠的辅料。

△火腿、香肠、腌肉、扒鸡、午餐肉、松花蛋、肉松等加工肉制品，为保证食品不腐坏或增添风味，都会加入大量钠盐。

△鱿鱼丝、牛肉干、海苔、薯片、瓜子、蜜饯、可乐等食品中也可能添加有含钠成分的辅料。

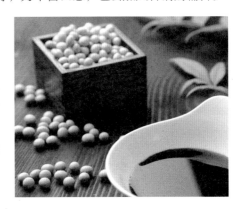

△海鱼、虾贝、紫菜、空心菜、豆芽等天然食品中也含有钠。

当摄入此类食品时，一定要事先了解其中的含钠量，然后相应减少盐的用量。

低盐美味烹制小窍门

低盐不等于让你体验"淡如嚼蜡"的口感，掌握一定的技巧，可以让你既少用盐，又能享受美味。

△使用新鲜食材烹制食物，新鲜食材的鲜味已经"够味"，烹制时可以少用盐。

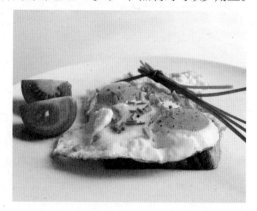

△可用香菇、海带或其他蔬菜烹制的高汤调味，这样菜肴味道更鲜美。

△尝试用香辛调料和食品代替食盐调味，如醋、柠檬汁、香菜、姜、蒜等。

△避免吃咸的食物佐餐，如鱼和肉的罐头制品、咸菜、榨菜、腐乳等。

△炒菜时先不加盐，食物起锅前加少许盐调味，或端上餐桌后在食物表面撒少许盐。

把握总热量，了解自己应该吃多少

肥胖是高血压的高危因素之一，减肥的精髓就是平衡的饮食加上合理的运动，而减少饮食量，限制热量摄入是减肥成功的关键。那么，高血压患者每天摄入多少热量合适呢？请综合年龄、性别、肥胖程度、每日活动量、有无并发症等诸多因素来考虑。

· 了解自己每日所需热量 ·

我们先了解下面两个公式：

> **每日总热量 = 每日每千克体重所需热量 × 标准体重**
> **标准体重值（以千克计数）= 身高值（以厘米计数）- 105**

一般来说，成年人每日每千克体重需要 105 ~ 126 千焦（25 ~ 30 千卡）的热量。体型肥胖的人和老年人多采用 105 千焦的标准，体型偏瘦的人采用 126 千焦的标准。但是，摄入的热量也不可过低，还需根据个人的日常活动量来判断，并调整。平时工作和劳动强度较大、运动量较大的人群，所需的热量会有所增加；而一些轻体力劳动者，如教师、办公室人员，他们消耗的热量较少，膳食中则需要相应减少热量摄入。

比如，一位身高 172 厘米的男性教师，体型偏胖，套用标准体重计算公式可以得知其标准体重为：172-105=67，即这位教师的标准体重为 67 千克。由于教师平时的工作劳动强度不大，再考虑到他体型偏胖，适当减肥是有必要的，因此可以为其选取每日千克体重 105 千焦的能量级别。由此可以计算出他每日所需总热量：67×105=7035。也就是说，这位教师每天的能量需求大约为 7000 千焦。

把握好进食的热量后，就需要将其与食物联系起来。向大家介绍一个热量换算的好帮手——食物交换份表，也就是食物热量换算表。食物交换份表就是将食物按照来源、性质分为 8 大类，分别是谷薯类、蔬菜类、水果类、肉蛋类、大豆类、奶制品类、坚果类、油脂类。同类食物在一定质量内所含的蛋白质、脂肪、糖类及热量相近，因此可以互相交换。凡能产生 377 千焦（约 90 千卡）热量的食物即为一个食物交换份。也就是说，每个食品交换份的食物所含的热量都是 377 千焦，但其质量可以不同。比如，1 个食品交换份的食物 =25 克谷薯类主食 =500 克蔬菜 =200 克水果 =160 克牛奶 =50 克瘦肉 =50 克鸡蛋 =25 克黄豆 =15 克杏仁 =10 毫升油。

食物交换份表

类别	每份质量 / 克	1 份食物交换份中所含的营养素		
		糖类 / 克	蛋白质 / 克	脂肪 / 克
谷薯类	25	20	2	–
蔬菜类	500	17	5	–
水果类	200	21	1	–
肉蛋类	50	–	9	6
大豆类	25	4	9	4
奶制品类	160		5	6
坚果类	15	2	4	7
油脂类	10		–	10

每日所需食物交换份的份数可按如下公式计算：

食物交换份的份数 = 每日所需总热量（千焦）÷377（千焦 / 份）

上述案例中的男性教师，其每日所需食物交换份的份数为：7000÷377 ≈ 18。也就是说，该名教师每日大概需要 18 个食物交换份食物，他可以在主食、蔬菜、水果、肉蛋、豆制品、奶制品、坚果、油脂等食物中合理选择，并均衡分配到三餐。

控制脂肪与胆固醇的摄入量

研究表明，饱和脂肪酸和胆固醇都与血压呈正相关。想要降血压，一定要控制热量的摄入，尤其是肥胖型的高血压人群，就要求必须控制脂肪的摄入量。

限制脂肪总量的摄取

脂肪并非"十恶不赦"，它虽然能导致肥胖、高脂血症和许多其他疾病，但它也是构成身体组织的保护膜，保护着血管、心脏、皮肤、大脑和关节，是血液、激素的组成成分，还能帮助多种维生素的吸收。在每日膳食中适当进食脂肪是有必要的。

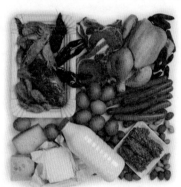

正常成年人每日脂肪摄取量应占一天总热量的 20% ~ 25%，肥胖者和老年人可以按 20% 来计算。1 克脂肪燃烧，可释放大概 38 千焦（9 千卡）的能量。换算下来，一天需要 7000 千焦能量的成人，大约需要 36 克脂肪。

吃"好脂肪"，拒绝"坏脂肪"

脂肪的摄取，除了要注意"量"，更重要的是"质"。一般来说，畜禽动物中所含的脂肪，多为饱和脂肪，会增加血液中低密度脂蛋白、胆固醇的含量，容易诱发高脂血症、高血压、动脉粥样硬化等。而植物油和鱼类中所含的脂肪多为不饱和脂肪酸，能减少血液中的低密度脂蛋白和胆固醇，适度进食这类脂肪，对降血脂、降血压、降血糖等都是有帮助的。

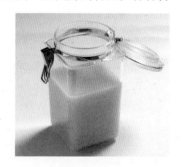

为了身体健康，在限量范围之内，应尽量降低膳食中饱和脂肪酸的比例，多选用含不饱和脂肪酸的食物，如植物油、鱼类（尤其是深海鱼）等。

高胆固醇食品要少吃

高胆固醇食品要少吃。血液中胆固醇含量过多，多余的胆固醇会附着在血管内壁，非常容易导致动脉粥样硬化，这也是引发高血压的重要原因之一。因此，想要降血压，还要少吃或不吃含胆固醇高的食品，如肥肉、各种动物油、蛋黄、螃蟹、鱼子、动物内脏（如肝、心、脑、肺、肾等）。

选择正确的烹饪方式，可辅助降压

血管喜清淡，因此，日常饮食应尽量选择清蒸、水煮、拌或大火快炒的烹调方式，少用煎炸、烧烤、红烧等方式，以减少油脂和盐分的摄入。

·多用蒸、煮、拌或大火快炒的方式·

清蒸食物时，减少了油脂和食盐的使用，对血管健康有益。而且，蒸出来的菜肴软嫩鲜香，有利于食物的消化和吸收，还能更大限度地保持食物的原汁原味和营养。煮或清炖食物时，可以少放调味料，肉类可以不放食用油，待食物出锅前加少许盐调味即可。肉类和鱼类可多用蒸、煮的方式进行烹饪，肉类还可以搭配蔬菜一起蒸或煮，可以减少油脂，而且营养也更全面。大火快炒，即在短时间内将食材用旺火加热至熟并调味成菜的方法，多适用于蔬菜，这样可以减少营养成分的流失。至于拌，可以生拌，也可以熟拌。生菜等质地脆嫩的蔬菜可直接生拌着吃，另外，也可以将食材先放在沸水锅中焯熟后捞出，再加调味料拌匀成菜的熟拌方式也可以减少油脂和食盐的用量。

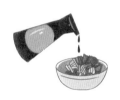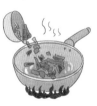

·减少煎、炸、烤、红烧等方式·

想要降血压，一般不推荐使用煎、炸、烤、熏、红烧等烹饪方法。煎炸食物时，通常会使用大量食用油，无形中让食物增添了不少脂肪。而且油的温度能高达200℃，食物及脂肪在高温烹调过程中会出现各种化学反应，甚至释放致癌物质，不利于身体健康。烤制食物尤其是烧烤食物，在加热分解的过程中容易产生有害物质，这类物质会增加致癌的概率，且烤制食物多为高热量、高脂肪食物，不利于控制血压。红烧、糖醋的食物，会增加糖、盐、醋等调味料的添加，导致人体摄入过多热量和盐分。还有些人喜欢吃熏的食物。熏制食物的过程也常常会产生有害物质，并且熏制品中盐、糖和脂肪的含量通常也较高，不利于稳定血压，所以要少吃。

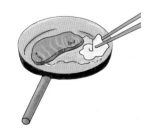

降血压，新鲜蔬果来帮忙

新鲜的蔬菜和水果多含有丰富的维生素、矿物质和膳食纤维，且低脂肪，对稳定血压，防止心血管疾病有帮助。蔬菜的种类繁多，不少植物的根、茎、叶都可以入菜，品种不同的蔬菜营养成分也不尽相同。一般来说，红、黄、绿、紫等深色蔬菜中含有的维生素的量超过浅色蔬菜和一般水果，对维持血管健康和促进血液循环更有帮助。

红色蔬果

红色蔬果中通常含有丰富的番茄红素、花青素、胡萝卜素等物质，能够维持血管弹性和促进血液循环，起到护心、养护血管的作用，如西红柿、山楂等。

绿色蔬果

绿色蔬果富含维生素C和黄酮类化合物，它们是软化血管、增强血管弹性的重要营养素，对高血压患者的健康十分有帮助，如猕猴桃、黄瓜、芦笋等。

黄色蔬果

黄色蔬果中含有较多的胡萝卜素、钾元素和卵磷脂。其中，钾和卵磷脂可促进钠排出，调节胆固醇含量，起到降血脂、降血压的作用，如橙子、胡萝卜等。

紫色蔬果

紫色蔬果中所含的花青素具有强力的抗血管老化的作用，适量食用可阻止心脏病发作和血凝块形成引起的脑卒中，如茄子、紫皮洋葱、蓝莓等。

成年人如果每天能食用400 ~ 500克蔬菜、200 ~ 400克水果，就能基本保证每日维生素的摄入量。如果其中1/3是绿叶蔬菜的话，对降血压将更为有益。由于维生素C是水溶性成分，烹调时如果清洗过度或加热时间过长，非常容易被破坏，因此烹调方法非常重要。可将蔬菜洗净后制成凉拌菜、沙拉或蔬菜汁食用。

降压三宝：豆制品、粗粮和菌类

如果在高血压人群的餐桌上时常能见到粗粮、豆制品、菌类等食物，那么降压工作将事半功倍。

豆制品

豆制品中含有的卵磷脂具有乳化、分解油脂的作用，可降低血液中胆固醇含量，促进粥样硬化斑的消散，降低由过多胆固醇引起的血管内膜损伤；其含有的大豆蛋白经酶水解后可产生大豆多肽，具有降血糖、降血压、防止动脉硬化的作用；黄豆、绿豆、红豆、豇豆、豆腐、豆浆、千张等都可常食。

粗粮

粗粮中含有比细粮更多的膳食纤维和B族维生素。膳食纤维有助于降低血液黏稠度，预防高血压、高脂血症及血管硬化；B族维生素可促进人体新陈代谢，加速血管中脂质及过氧化物质的排出，有助于保持血管通畅和健康。荞麦、糙米、小米、玉米、燕麦、麦麸、全麦粉、玉米粉以及绿豆、红豆等各种豆类都属于粗粮的范畴。

菌类

食用菌多为高蛋白、无胆固醇、低脂肪、低糖、多膳食纤维、多维生素和矿物质的食物，能降低血清胆固醇、扩张血管，起到辅助治疗高血压的作用。肥胖人群、高脂血症患者以及血糖异常的高血压人群，尤其适合常吃菌类食品。菌类是个庞大的家族，日常餐桌常见的食用菌类有蘑菇、香菇、黑木耳、金针菇、鸡腿菇、杏鲍菇、口蘑、银耳等。

合理饮水，让血液流通更顺畅

水可以促进人体新陈代谢，补充水分能降低血液黏稠度，有利于排出体内的代谢废物，避免代谢废物沉积于血管壁，预防高血压、动脉硬化、心肌梗死等疾病。

· 饮水以白开水为先 ·

白开水中含有的钙、镁等矿物质对预防心血管疾病很有帮助，且不含蛋白质、糖类、脂肪等物质，没有消化负担，特别适合中老年人饮用。除了白开水外，适当饮用菊花茶、绿茶等，也有利于体液循环，及时清除体内毒物，并有降血脂和美容等作用。

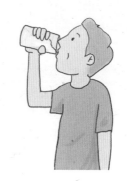

· 早晨起床后喝一杯温水 ·

人起床后，身体通常会处于缺水状态，晨起一杯水可以有效补充身体代谢失去的水分；水还会增加血容量，促进血液循环，保持身体的活力；同时水还能帮助身体排出前一晚的晚餐代谢后残留的众多有毒物质，达到保持血管清洁和健康的作用。

· 随时饮水，少量多次饮水 ·

高血压患者要多喝水、勤喝水，不要等到口渴再喝。另外，要注意少量、多次饮水，每次饮水不要超过 250 毫升，每天饮水量以 1500 ～ 2000 毫升为宜。这是因为，高血压者饮水过多会增加血容量，使血压变得更高，尤其是高血压并发肾病的患者，一次性大量喝水还会增加肾小球的压力，对身体健康极为不利。

科学饮茶，可保护血管

茶叶具有很多的药用保健价值，常饮茶、饮对茶，可以起到有效降血压、降血糖、降血脂的作用，可有效预防心脑血管疾病的发生。

· 饮茶能防治高血压 ·

茶叶中含有儿茶素、维生素 C 等抗氧化物质，能帮助清除体内自由基，改善血管功能，具有抗凝血、降血脂和抗动脉粥样硬化的作用；茶叶中含有咖啡碱，适量的咖啡碱具有利尿、解毒、强心、扩张血管的作用，有助于预防高血压及高血压性头痛、水肿等；经常饮茶还能增强血管壁的弹性和柔韧性，可防治高血压，降低脑卒中的发生率。

·科学饮茶贴士·

茶叶的种类繁多，功效不一，选对茶，正确饮茶，才能达到更好的降压功效。

△多喝绿茶，绿茶中含有较其他茶类更多的茶多酚，可以保护血管，并净化血液。另外，乌龙茶、黑茶以及山楂茶、菊花茶、槐花茶、决明子茶等茶类降压效果也颇佳，适合高血压患者饮用。

△一般每天宜饮茶 1 ～ 2 次，每次投放 2 ～ 3 克茶叶。喝茶过多容易使人心跳加快、血压升高，结果适得其反。消化不良、肠胃功能不好以及患有肝病、尿结石、贫血、神经衰弱的高血压人群更不宜多饮茶。

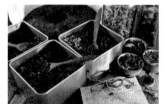

△忌空腹饮茶，忌饮浓茶、隔夜茶，忌饭后马上饮茶，忌睡前饮茶，忌用茶水服药。

牛奶宜喝脱脂奶

血压高的人群，多喝脱脂牛奶，吃一些奶制品，对控制血压有一定的辅助作用。

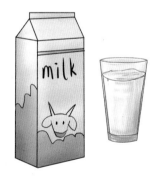

牛奶及奶制品中所含的优质蛋白质，有助于维持血管弹性、延缓动脉硬化、预防高血压的发生；高血压的发生与血钠、血钙的比例是否均衡有关，当人体内的血钠过高、血钙又过低时，血压就会明显上升，摄入含钙丰富的牛奶，有助于维持血液稳定；牛奶及奶制品中还含有丰富的钾，钾元素能软化血管，对预防心脑血管疾病有帮助。

脱脂牛奶是把正常牛奶的脂肪去掉一部分，使脂肪含量降到 0.5% 以下（普通牛奶的脂肪含量在 3% 以上）。这里的脱脂牛奶指的是全脱脂牛奶，是相对于全脂奶而言的，介于两者之间的还有低脂牛奶。脱脂牛奶能满足人们"高蛋白，低脂肪"的营养需求，对控制脂肪和能量的摄入有利，可以大幅度减少饱和脂肪酸的摄入，特别适合高血压、高脂血症、糖尿病、血栓等心脑血管疾病的患者食用。除脱脂牛奶外，脱脂奶粉、脱脂酸奶、脱脂奶酪等也是不错的选择。

少喝面汤，减少钠摄入

为了让面条口感更加筋道及干燥后易于储存，商家一般都会在挂面制作过程中加入一定量的氯化钠来提高面条的筋度和延展性。如果你平时有看食品成分的习惯，可能会发现，平时购买的挂面大部分都含有钠，一般100克挂面的钠盐含量为400~600毫克。这些钠已经深入到面条内部，它们中的绝大部分钠并不刺激我们的味蕾，也就是说，我们并不会明显感觉到咸味，钠就这样无形中进入到血液中。众所周知，钠摄入过多是引发高血压的主要原因之一，也是导致血管硬化的因素，因此，平时吃面条时一定要多加注意，尽量减少盐的用量。

至于面汤，要尽量少喝或是不喝。面汤除了水，还融入了面条、菜码、调味料中的盐和加入的食盐，是一碗面中钠含量最多的部分。为减少钠的摄入，煮面时可以把第一次煮面的水倒掉，重新加入清汤。

严禁过量饮酒

医学界存在以下观点：少量饮用低度数的酒，对血压、心排血量、心肌的收缩性都没有太大影响，甚至有益血管健康；但长期大量饮酒可以使血压升高，是高血压的危险因素之一。高血压患者少量饮酒即刻及稍后数小时内血压稍许升高，心率明显加快，负荷量饮酒后血压明显下降，之后缓缓回升，次日血压开始升高。

尽管少量饮酒可能对降血压有好处，但可能给胃肠道、肝脏等脏器带来损害，对于没有饮酒习惯的高血压患者朋友而言，不提倡饮酒。对于已经形成饮酒习惯的高血压患者，建议每日摄取酒精量少于36毫升，女性及体重较轻者应少于20毫升，并慢慢过渡到"无酒生活"。

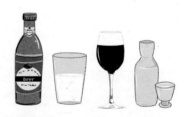

常见酒每日限量标准	
啤酒（5%）	300毫升
白酒（48%）	30毫升
红葡萄酒（12%）	100 ~ 250毫升
米酒（24%）	50 ~ 100毫升

不吃或少吃这些"白色食品"

日常生活中，有很多白色食品对降血压是有帮助的，如牛奶、酸奶、百合、莲子、白萝卜等，可以适当多吃，但也有一些白色食品，如猪油、盐等，不利于降血压，应少吃或不吃。

动物油脂

猪油、牛油、羊油等动物脂肪油中含有大量的饱和脂肪酸和胆固醇，不仅难以消化，而且容易在人体血管内慢慢积存下来，诱发各种心脑血管疾病。

奶油

无论是植物奶油还是动物奶油，对高血压患者而言都是"红灯区"。动物奶油含有大量的饱和脂肪酸和胆固醇，植物奶油含有较多的反式脂肪酸，不利于血管健康。

白色调味品

白糖可能导致体内积存过多的胆固醇和脂肪；盐对高血压有着不良影响，想要降血压，必须限盐；味精中也含有较多的钠，不利于血压控制，也应少吃。

白酒

白酒的酒精浓度通常较高，过量饮用可导致血压升高，并会损伤神经系统及心、肝、肾等一系列脏器。

忌吃刺激性食物

高血压患者不宜一次吃大量辛辣的食物，尤其是朝天椒、小米椒、芥末等。这类辛辣食物具有较强的刺激性，可使血液循环量剧增，引起心跳加快、心动过速、血压升高，不利于原有的心脑血管病的康复。短时间内大量食用刺激性食物，还可导致急性心力衰竭、心脏猝死等严重后果。

想要降血压，咖啡和浓茶也不能多喝。咖啡和浓茶中都含有较多的咖啡因，人体若过度摄取，可造成短暂但剧烈的血压上升。虽然目前医学界还不能完全确定其中的缘由，但过多的咖啡因会在短时间内引起血压升高，却是不争的事实，尤其是对体重过重的人群和老年人，影响更明显。所以，高血压人群一定不要一次喝太多咖啡和浓茶，最好不要喝。如果平时有喝咖啡的习惯，建议冲得淡一些，并减少饮用量。至于茶，适量喝淡茶水对保护血管有益，但不能喝浓茶。

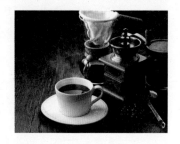

忌暴饮暴食、长期饱食

面对美味佳肴，很少有人能控制自己不去吃，更有甚者不吃至撑不停筷，但长期饱食以及暴饮暴食是非常不利健康的饮食方式。

经常饱食，尤其是晚餐吃得过饱，会导致体内热量摄入过多，无法被及时消耗完毕，会使体内脂肪过剩，容易导致肥胖、高血压、高脂血症等。饱食或暴饮暴食后，人体为了消化、吸收食物，血液大量向胃肠道分流，造成心脏供血相对减少，冠状动脉供血不足，可诱发或加重心肌梗死。饱餐之后，食物中的脂肪被吸收进入血液循环，会使血液的黏稠度增加，进而加重血管堵塞现象，不利于血压控制。长期饱食、经常暴饮暴食还是引起胃肠道疾病和其他多种类型疾病的重要原因之一。

营养学家建议，每餐吃饭七八分饱、吃饭时细嚼慢咽，既可以保证营养摄入，长期坚持下来，还有助于控制体重，对降血压、降血脂和降血糖都有帮助。

细嚼慢咽

一口饭菜建议在嘴里咀嚼20～30次后再咽下去，每次用餐时间至少20分钟，可以让大脑有足够的时间接受吃饱的信号，防止摄入过多热量。

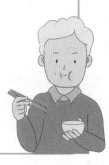

七八分饱

主观感觉胃还没有填满，但对食物的热情已经有所下降，主动进食的速度明显减慢。现在就算把食物撤走，转移一下注意力，很快就会忘记吃东西的事情。

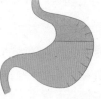

高血压患者应避开的饮食误区

有的人一旦患了高血压，就马上调整自己的食谱，开始吃素；或是做菜少放盐，但却放很多酱油、醋等调味。这些都是不正确的做法，应引起警惕。

不咸的食物可以多吃些

低盐饮食并不仅仅是炒菜少放盐，或是少吃咸的食物，还要小心食物中的"隐藏盐"。烹调中常用的调味料，如酱油、醋、味精、生抽、豆瓣酱、腐乳等都含有盐，如果使用了这类调味品，应相应减少盐的用量；我们经常吃的拉面、海苔、鱿鱼丝、牛肉干等都可能含有盐分，高血压患者可以吃，但不能吃太多。

植物油可以多吃些

植物油中的脂肪虽然多为不饱和脂肪酸，但依然是脂肪，脂肪的摄入量过多易导致肥胖，不利于控制血压。降压饮食中提倡的多吃植物油，是较动物油脂而言，但并不代表植物油就可以不限量地吃，宜在限制人体总热量摄入的前提下适量摄取。

长期吃素对身体好

高血压患者确实不宜摄入过多的动物脂肪，以免增加动脉硬化的风险，但这并不代表要吃素。相反，摄入适量含优质蛋白质的鸡胸肉、鱼、蛋等对强健血管壁是有帮助的，且很多鱼类中还含有对人体有帮助的必需脂肪酸，这些对维持健康都有帮助。而且，长期吃素会导致人体摄入的营养素不均衡，易发生贫血，血管壁的弹性也可能变差，反而不利于血压控制。

不需要限制糖的摄入

限糖不仅仅是糖尿病患者的"日常"，高血压患者同样需要重视限糖问题，特别是存在体重超重和肥胖的高血压患者。研究表明，长期摄入高糖食物，营养过剩，糖类会经肝脏转化为脂类物质，引起血脂水平相应升高，可促进血管壁的脂质沉积，造成血管壁损害及硬化程度加重，不仅不利于降血压，还可能增加高血压并发冠心病的发生率。

PART 3

明星食材

——日常生活中的"镇压"之宝

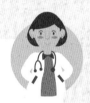

　　生活中很多常见的食材都具有一定的降压功效，可用于高血压及其并发症的辅助治疗，本章精选了其中的68种食材，以帮助您选对、吃对降压食材。

谷物粮豆类

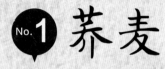

No.1 荞麦

增强血管壁的弹性

性味归经：性凉，味甘，归肾、大肠经

热量：约 1356 千焦 /100 克

每日适用量：60 克

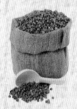

· 降压关键 ·

荞麦中含有丰富的维生素 P，可以增强血管壁的弹性、韧度和致密性，有降低血压的功效；荞麦中还含有大量的黄酮类化合物，能促进细胞增生，防止血细胞的凝集；其含有的烟酸成分可促进新陈代谢，具有扩张小血管和降低血液胆固醇的作用。

实用小贴士

可将荞麦粉直接煮成浆糊食用，但煮制时间不宜过程，煮至松软即可；最好连汤汁一起食用，因为汤汁中溶有芦丁，芦丁有预防高血压的作用。荞麦应在常温、干燥处保存；荞麦面应与干燥剂一起密封低温保存。

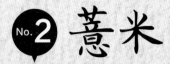

No.2 薏米

降低血液中的胆固醇

性味归经：性微寒，味甘、淡，归脾、肾、肺经

热量：约 1494 千焦 /100 克

每日适用量：75 克

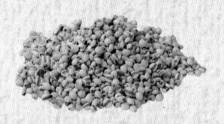

· 降压关键 ·

薏米是五谷中含纤维素最多的，其丰富的水溶性纤维素可以降低血液中胆固醇及三酰甘油的含量，能有效预防高血压、高脂血症、中风、心脏病的发生。另外，薏米还具有美容健肤、增强人体免疫功能、抗菌抗癌等功效。

实用小贴士

薏米较硬，难以煮熟，可提前浸泡 2 小时后再煮制，能使薏米熟得更快。薏米可以和红豆一起煮食，可起到较好的利水去湿作用；薏米也可以炒熟食用，能起到健脾益胃的作用。

No.3 黑米

减轻血管脆性

性味归经：性平，味甘，归脾、胃经

热量：约 1394 千焦 /100 克

每日适用量：50 克

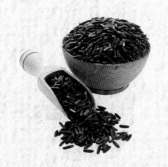

降压关键

黑米中含有的钾、镁等矿物质有利于控制血压，降低患心脑血管疾病的风险；其含有的黄酮类活性物质，能维持血管正常的渗透压，减轻血管脆性，预防血管破裂及动脉硬化；黑米还富含膳食纤维，高血压患者常食有助于稳定血压，改善睡眠状况。

实用小贴士

黑米适宜煮粥，煮粥时可搭配少许糯米，可以增加黏度和口感。黑米不宜煮烂，最好在制作前提前浸泡一夜；淘洗黑米时尽量不要用手反复搓揉，以免其含有的营养物质在浸泡时溶于水中，造成营养的流失。

No.4 小米

抑制血管收缩

性味归经：性凉，味甘、咸，归脾、肾、胃经

热量：约 1499 千焦 /100 克

每日适用量：60 克

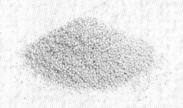

降压关键

小米中含有多种维生素和矿物质，能抑制血管收缩，有效降低血压，防止动脉硬化，是高血压患者的滋补佳品。同时，小米富含微量元素，有健脾养胃、安神助眠、益气补虚等功效，而且消化吸收率高，对久病体虚、神经衰弱的高血压患者大有裨益。

实用小贴士

小米多用来煮粥，但煮粥时不宜熬煮得太稀，稍稠一些营养才会充足；小米适宜与大豆或肉类食物搭配食用，营养更全面。另外，小米性微寒，体质虚寒者应少吃，气滞者慎食。

No.5 黄豆

抑制血栓形成

性味归经：性平，味甘，归脾、大肠经

热量：约 1503 千焦 /100 克

每日适用量：40 克

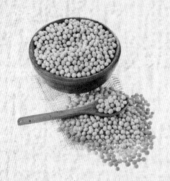

降压关键

　　黄豆中含有异黄酮成分，能有效降低血压和胆固醇，可预防高血压及血管硬化；黄豆中含有的不饱和脂肪酸能促进血小板的凝聚，抑制血栓形成，防止脑卒中；经常食用黄豆及其制品对防治高血压、动脉粥样硬化、高脂血症等有良好的效果。

实用小贴士

黄豆可以做成豆腐、豆腐干、豆腐皮、豆浆、豆奶、豆面等，均适合高血压患者食用。注意，将黄豆做成豆浆后，豆渣不要丢弃，可将豆渣加面粉或玉米面做成窝窝头，营养更全面。

No.6 黑豆

软化和扩张血管

性味归经：性平，味甘，归脾、肾经

热量：约 1595 千焦 /100 克

每日适用量：40 克

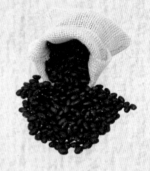

降压关键

　　黑豆中含有亚油酸、卵磷脂、亚麻酸及钙、镁等营养素，能有效降低胆固醇含量和血压。黑豆中含有的优质蛋白质能软化和扩张血管，促进血液流通，对治疗心脑血管疾病有很大益处。黑豆含有的铬还能降低血糖，对糖尿病性高血压有防治作用。

实用小贴士

黑豆的营养价值很高，作为粮食可直接煮食，也可磨成豆粉食用。豆粉可单独食用，也可以去其他面粉混合食用，还可加工成各种面食。黑豆炒熟后热性大，不宜多食。消化不良者也不宜多食黑豆。

No.7 红薯

维持血管的弹性

性味归经：性平，味甘，归脾、胃、大肠经

热量：约 414 千焦 /100 克

每日适用量：100 克

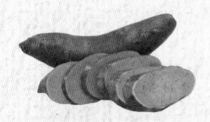

· 降压关键 ·

红薯中的黏多糖类物质可维持人体血管的弹性，防止胆固醇在血管沉积，有效降低血压。红薯还含有较多的纤维素和果胶，能够促进胆固醇的排泄，防止糖分转化为脂肪，增强血管弹性，防止动脉粥样硬化，有效降低高血压并发心血管疾病的发病率。

实用小贴士

红薯适宜蒸或煮后食用，且蒸煮时一定要烹熟透。红薯一次不能食用过多，否则容易出现胃胀或烧心的症状。红薯可以和大米一起煮粥食用，可以减轻单独食用红薯后可能出现的胀气或排气等不适症状。

No.8 玉米

减轻动脉硬化

性味归经：性平，味甘、淡，归脾、胃经

热量：约 444 千焦 /100 克

每日适用量：70 克

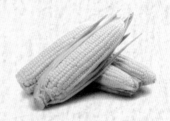

· 降压关键 ·

玉米含有丰富的不饱和脂肪酸，其中含量较高的亚油酸，与玉米胚芽中的维生素 E 协同作用，可降低血液胆固醇并防止胆固醇沉积于血管壁，减轻动脉硬化和脑功能衰退的程度，对高血压、冠心病、动脉粥样硬化、高脂血症等有一定的防治作用。

实用小贴士

玉米宜采用蒸或煮的方式烹饪，这样可以保留更多的营养物质。玉米胚尖聚集了很多营养成分，可增强人体新陈代谢，对健康有益，食用时不宜丢弃。玉米尤其适合高血压并发糖尿病的患者食用。

蔬菜类

No.1 白菜

帮助软化血管

性味归经：性平，味甘，归大肠、胃经

热量：约71千焦/100克

每日适用量：100克

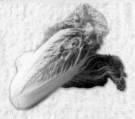

降压关键

白菜含有较多维生素C，且钠含量较低，常食可软化血管，降低血压和血清胆固醇，对防治动脉粥样硬化、高脂血症等十分有益。白菜热量低，纤维素含量高，能调节体内脂肪代谢、抑制胆固醇在血管壁沉积，对防治糖尿病、高血压、高脂血症有利。

实用小贴士

炒白菜时，在油里加少许盐，再大火快炒，有助于保持鲜嫩口感。炒白菜之前可先将其放在沸水中氽烫二三十秒，既可以让白菜的口感更好，又不至于太软烂。肠胃功能不佳、胃寒腹痛、大便溏泄者不宜多吃白菜。

No.2 菠菜

清除多余的钠盐

性味归经：性凉，味甘，归大肠、胃经

热量：约100千焦/100克

每日适用量：80克

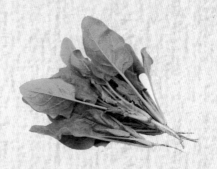

降压关键

菠菜中的钾含量非常高，可有效清除人体多余的钠盐，有助于降低血压。同时，菠菜含有丰富的维生素C和钙，对防治老年性高血压有益。此外，菠菜中还含有一种类似胰岛素的物质，能够调节血糖，对高血压并发糖尿病患者有利。

实用小贴士

菠菜中含有较多的草酸，草酸会影响人体对钙的吸收，因此，食用菠菜时宜先用沸水氽一下，以减少草酸含量。菠菜适宜与豆制品、水果等食品一起搭配食用，可提高食物营养价值。

No.3 芹菜

降低毛细血管通透性

性味归经：性凉，味甘、辛，归肺、胃、肝经

热量：约 59 千焦 /100 克

每日适用量：100 克

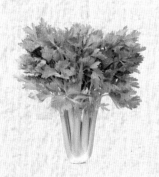

· 降压关键 ·

芹菜含酸性的降压成分，对于原发性高血压、妊娠高血压及更年期高血压均有降压功效。芹菜富含维生素 P，可增强血管壁的弹性、韧度和致密性，降低毛细血管通透性，对抗肾上腺素的升压作用，起到降低血压和血脂的作用。

实用小贴士

芹菜凉拌生吃，可以最大程度地保存营养，起到降压作用；食用时最好连叶带茎一起嚼食。芹菜宜竖着存放，垂直放的蔬菜所保存的叶绿素含量比水平放的蔬菜要多。

No.4 洋葱

降低血液黏度

性味归经：性温，味甘、辛，归肝经

热量：约 163 千焦 /100 克

每日适用量：100 克

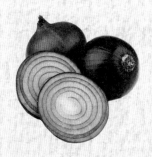

· 降压关键 ·

洋葱中含有前列腺素 A，能扩张血管、降低血液黏度，从而降低血压，减少外周血管的血流量，增加冠状动脉的血流量。洋葱还含有钾、钙等元素，能减小心脏冠状动脉的阻力，对抗人体内儿茶酚胺等升压物质，促进钠盐排泄，使血压下降。

实用小贴士

对于心血管病患者而言，凉拌生吃洋葱可起到的防病治病功效要高于熟吃。洋葱一次不宜食用过多，以免胀气。洋葱适合和肉类搭配食用，不仅有助于去腥，还能提高人体对肉类中维生素B_1的吸收利用率。

No.5 胡萝卜

增加冠状动脉流量

性味归经: 性平,味甘,归肺、脾经

热量: 约 105 千焦 /100 克

每日适用量: 60 克

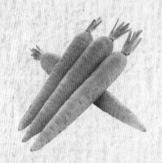

降压关键

胡萝卜中的胡萝卜素含有琥珀酸钾盐等成分,能降低血压。胡萝卜中富含的槲皮素、山柰酚能有效改善微血管的循环功能、降低血脂、增加冠状动脉流量,可起到强心作用。胡萝卜中的胡萝卜素极为丰富,对预防高血压引起的视网膜疾病有利。

实用小贴士

胡萝卜和大米一起煮粥有利于降低血压。胡萝卜中的胡萝卜素是脂溶性维生素,用油炒或和肉类一起烹制,更有利于营养的吸收。胡萝卜烹制时最好不要放醋,以免其中的维生素A原遭到破坏。

No.6 白萝卜

促进钠盐排泄

性味归经: 性平,味辛、甘,归肺、胃、大肠经

热量: 约 88 千焦 /100 克

每日适用量: 60 克

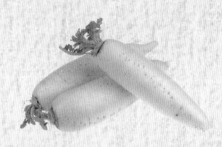

降压关键

白萝卜含有较高的钾元素,能促进钠盐的排泄,预防高血压。白萝卜中含有香豆酸等活性成分,能够降低血糖、胆固醇,促进脂肪代谢,对预防高血压有利。高血压患者常吃白萝卜还可软化血管,预防冠心病、动脉硬化等疾病。

实用小贴士

白萝卜最好能带泥存放于阴凉通风处;挑选时要在手心里掂量一下,感觉有分量、沉甸甸的比较好,以防买到空心萝卜。生的白萝卜有刺激性,其辛辣味会刺激胃黏膜,所以有慢性胃炎者应慎吃生萝卜。

No.7 茭白

为机体提供硫元素

性味归经：性寒，味甘，归肝、脾、肺经

热量：约96千焦/100克

每日适用量：100克

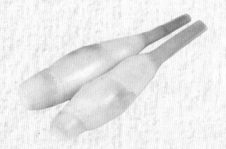

降压关键

茭白富含以氨基酸状态存在的有机氮素，可为机体提供硫元素，有效降低血压、血脂，经常食用对高血压、冠心病及高脂血症等病症有较好的食疗效果。茭白的热量、脂肪含量均较低，对高血压、高脂血症有很好的食疗作用。

实用小贴士

茭白含有草酸，烹制前最好焯一下水，但不宜焯太久，否则会影响口感和外观。茭白含水分极高，若放置过久会丧失鲜味，最好即买即食。若需保存，可以用纸包住，再用保鲜膜包裹，放入冰箱保存。

No.8 西红柿

降低钠离子浓度

性味归经：性微寒，味甘、酸，归肺、肝、胃经

热量：约80千焦/100克

每日适用量：100克

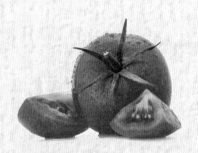

降压关键

西红柿中含有的番茄红素有助于降低人体内的钠离子浓度，从而降低血压。西红柿中还含有降压的重要物质——维生素P，有利于高血压的防治。西红柿中含有的烟酸有利于保护血管壁的弹性，预防动脉硬化。经常食用西红柿对防治高血压、糖尿病、冠心病均有较好的功效。

实用小贴士

西红柿中的番茄红素在做熟后食用吸收更好。若要给西红柿削皮，可先在其顶部划上十字，然后放入开水中浸泡几分钟，一旦皮崩开，马上捞出就可以轻松剥去表皮了。

No.9 茼蒿

对抗人体的自由基

性味归经：性平，味甘、辛，归肝、肾经

热量：约 88 千焦 /100 克

每日适用量：40 克

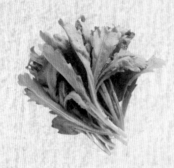

降压关键

茼蒿含有具有特殊气味的挥发性精油以及胆碱等物质，这些物质可协同作用，起到降低血压的作用。茼蒿含有丰富的胡萝卜素，可对抗人体内的自由基，有助降低血压、血糖，适合糖尿病并发高血压患者食用。茼蒿中的纤维素还对高血压性便秘有预防作用。

实用小贴士

将鲜茼蒿榨汁，每天喝两次，一次喝一杯，可以缓解因高血压而引起的头晕、头胀症状。茼蒿中含有较多的脂溶性维生素，适合搭配肉、蛋等荤食等烹制，以促进营养素的吸收和利用。

No.10 苦瓜

改善心脏功能

性味归经：性寒，味苦，归心、肝、脾经

热量：约 80 千焦 /100 克

每日适用量：80 克

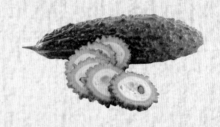

降压关键

苦瓜含有丰富的维生素 C，可有效降低胆固醇、扩张血管、促进血液循环，对防治心脑血管疾病有益。苦瓜中的 B 族维生素还可改善脂质代谢情况，保护血管，降低高血压的发病危险。苦瓜中富含的钾还可保护心肌细胞，有效降低血压。

实用小贴士

苦瓜特别适合高血压、糖尿病及癌症患者食用。若觉得苦瓜的苦味太浓，可将苦瓜切好后放入开水中焯一下，或放在无油的热锅中干煸一会儿，或用盐腌一下，可减轻其苦味。

No.11 冬瓜

防止脂肪在体内堆积

性味归经：性凉，味甘、淡，归肺、大肠、膀胱经

热量：约46千焦/100克

每日适用量：100克

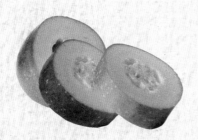

降压关键

冬瓜中钾元素含量高、钠含量低，有助于体内钠盐的排泄，从而起到降低血压的功效。冬瓜中的丙醇二酸能调节机体代谢平衡，具有减肥、降脂的作用。同时，冬瓜还是低热量、低脂肪、低糖食物，经常食用对防治高血压、高脂血症、糖尿病均有利。

实用小贴士

冬瓜是一种解热利尿功效特别好的日常食物，烹制时最好连皮一起煮汤，其降压、利尿的效果更明显。冬瓜如果一次吃不完，可用保鲜膜贴在其切面上，抹紧贴面，可保存3～5天。

No.12 黄瓜

保护心血管

性味归经：性凉，味甘，归肺、胃、大肠经

热量：约63千焦/100克

每日适用量：100克

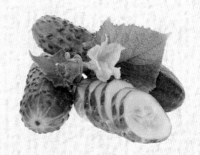

降压关键

黄瓜中含有的维生素P有保护心血管、降低血压的作用。其含有的丙醇二酸，能抑制体内的糖类物质转化为脂肪，减少体内脂肪的堆积，且黄瓜的热量和脂肪含量很低，对肥胖症、高脂血症、糖尿病等病症均有很好的食疗作用。

实用小贴士

把新鲜的黄瓜加凉开水在榨汁机中取汁直接饮用，不仅降压还解暑；生吃黄瓜可配大蒜，既可杀菌提味，又能避免维生素C的流失。黄瓜皮中含有丰富的胡萝卜素，黄瓜籽中含有维生素E，均不宜丢弃。

No.13 丝瓜

帮助扩张血管

性味归经：性凉，味甘，归肝、肺经

热量：约84千焦/100克

每日适用量：80克

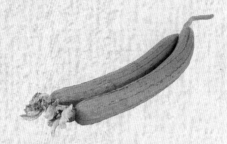

· 降压关键 ·

丝瓜含有丰富的皂苷类物质，能与肠内的胆固醇结合，形成不易吸收的混合物排出体外，从而起到降低胆固醇和血压的作用。丝瓜中含有较多的钾、镁、钙等元素，能促进体内钠盐的排泄，降低血压。此外，丝瓜还能扩张血管，有益于心血管的健康。

实用小贴士

将丝瓜切成小块状，入锅炒制时滴入少许白醋，不仅可以保持丝瓜的色泽，而且清香爽口。丝瓜汁水较多，宜现切现做，以免营养成分随汁水流失。过于成熟的丝瓜不宜食用。

No.14 芦笋

防止血管硬化

性味归经：性凉，味苦、甘，归脾经

热量：约80千焦/100克

每日适用量：50克

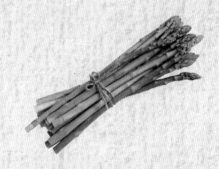

· 降压关键 ·

芦笋中含有人体所需的各种氨基酸，能为人体补充营养。芦笋含有钙、磷、钾、铁、锌、铜、锰、硒、铬等矿物质，这些元素能够调节血液中的脂肪与糖分浓度，防止血管硬化，对高血压并发高脂血症、糖尿病、心脏病等均有食疗作用。

实用小贴士

芦笋嫩茎的顶尖部分营养十分丰富，在食用时应尽量保存尖端。芦笋应趁鲜食用，若不马上食用，可用报纸卷起，放在冰箱冷藏室，可维持两三天，存放一周以上就不宜食用了。

No.15 莴笋

维持水盐代谢平衡

性味归经：性凉，味甘、苦，归胃、小肠经

热量：约59千焦/100克

每日适用量：60克

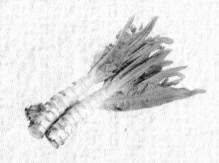

降压关键

莴笋中含有丰富的钾元素，且钠含量低，有助于维持体内的水盐代谢平衡，对心血管系统有保护作用。莴笋中还含有较多的维生素 B_3，维生素 B_3 是胰岛素的激活剂，能刺激胰岛素发挥正常功能，改善身体的糖代谢功能，对糖尿病性高血压患者有利。

实用小贴士

莴笋去皮凉拌，非常适合高血压患者食用。在烹制莴笋时应少放盐，不仅有利于降压，菜肴的味道也会更加鲜美。焯莴笋时一定要注意时间和水温，时间不能太长，水温也不宜过高，以免失去爽脆口感。

No.16 茄子

保持血管壁的弹性

性味归经：性凉，味甘，归脾、胃、大肠经

热量：约88千焦/100克

每日适用量：70克

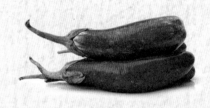

降压关键

茄子富含维生素P，能软化血管，保持血管壁的弹性，防止微血管破裂出血，使心血管保持正常的功能。茄子中还含有黄酮类化合物，具有抗氧化的作用，能预防动脉硬化，保护心脏。常吃茄子，还有助于防治高血压及高血压引起的视网膜出血症。

实用小贴士

茄子的紫皮中含有丰富的维生素P、维生素E等多种营养物质，因此烹制时不宜削皮，而且去皮后烹制茄子容易氧化变黑。茄子切开后容易发黑，可将其放在淡盐水中浸泡，可保持颜色不变。

No.17 莲藕

有助于血管扩张

性味归经：性寒，味甘，归心、脾、胃经

热量：约 293 千焦 /100 克

每日适用量：60 克

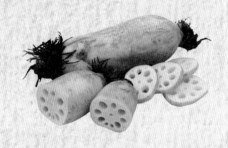

降压关键

莲藕含有大量单宁酸，可有效降低血压、防止出血，对高血压引起的蛛网膜下腔出血及脑出血症有防治作用。莲藕中的维生素 C 和膳食纤维含量较高，有助于血管扩张，改善心脏功能和血液循环，对心脑血管疾病有防治作用。

实用小贴士

莲藕可生食，也可熟食、榨汁饮用，或晒干磨粉煮粥。生食莲藕清脆爽口，但生莲藕性寒，脾胃功能虚弱者不宜生吃。炒莲藕前可将其放在有白醋的水里浸泡，可保持其洁白色泽。

No.18 黄豆芽

促进钠盐和胆固醇排泄

性味归经：性凉，味甘，归脾、大肠经

热量：约 184 千焦 /100 克

每日适用量：50 克

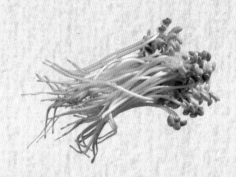

降压关键

黄豆芽中的维生素 B_2 可促进机体的新陈代谢，促进钠盐和胆固醇的快速排出，维持正常血压。其含有的维生素 E 能保护皮肤和毛细血管，防止动脉硬化。黄豆芽的热量低、膳食纤维丰富，可控制餐后血糖上升，对高血压并发糖尿病患者有利。

实用小贴士

黄豆芽质地娇嫩，含水量大，且其含有的维生素多是水溶性的，食用时可凉拌或爆炒，以减少营养素的流失。烹制时加入少许醋，可以去除黄豆芽的涩味，保持其爽脆鲜嫩的口感。

No.19 香菇

防止动脉粥样硬化

性味归经：性平，味甘，归肾、肝、胃经

热量：约80千焦/100克

每日适用量：20克

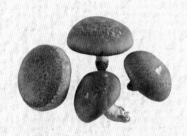

降压关键

香菇中的香菇素可有效预防血管硬化，降低人体血压。其富含的纤维素还可降低血液中的胆固醇，防止动脉粥样硬化，对防治心脏病、肥胖症均有利。香菇中的硒元素可调节体内的糖代谢水平，降低血糖，适合高血压并发糖尿病患者食用。

实用小贴士

泡发干香菇的水中溶入了很多营养物质，应尽量加以利用，比如在烹制时将其倒入菜肴中，既能保存营养，又可增加菜肴的鲜味。香菇宜烹熟透后食用，以免引发身体不适。

No.20 木耳

减少血液凝块

性味归经：性平，味甘，归脾、大肠、肝、肺经

热量：约858千焦/100克（干品）

每日适用量：15克（干品）

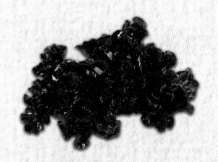

降压关键

木耳是优质的高钾食物，可促进钠盐的代谢，有效降低血压，防止血液凝固，有助于减少动脉硬化，预防冠心病等疾病的发生。木耳与肠溶阿司匹林的功效类似，可起到疏通血管、减少血液凝块的作用，对高血压、脑血栓均有一定的防治作用。

实用小贴士

泡发木耳时宜使用温水，也可以使用热米汤泡发，这样可以使木耳更加肥大松软，味道鲜美。木耳较难消化，且有滑肠作用，脾虚腹泻、消化不良以及有出血性疾病的人不宜多食。

水果、干果类

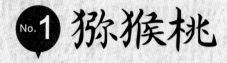

No.1 猕猴桃

有利于扩张血管

性味归经：性寒，味甘、酸，归胃、脾经

热量：约234千焦/100克

每日适用量：1个

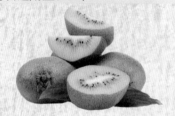

降压关键

　　猕猴桃中富含的叶黄素具有很好的降低血压的功效。同时，猕猴桃中含有的钾对调节血压发挥着重要的作用。猕猴桃中富含维生素C，高血压患者常食不仅有利于扩张血管，还可增强免疫力，预防高血压并发冠心病、动脉硬化等病症的发生。

实用小贴士

猕猴桃多直接食用，也可以与蔬菜制成果蔬沙拉，或榨汁饮用，还可以添入粥中煮食。猕猴桃容易熟烂，有小块碰伤、软点或破损的，都不宜购买；一般果肉呈浓绿色、体型饱满的猕猴桃较好。

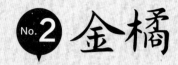

No.2 金橘

降低血压、抑制凝血

性味归经：性温，味辛、甘、酸，归肝、胃经

热量：约230千焦/100克

每日适用量：2个

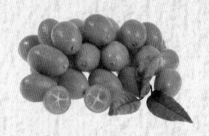

降压关键

　　金橘中的金橘苷、维生素C等营养成分对血压具有双向调节的作用，可有效防止血管破裂、减少毛细血管的脆性、减缓血管硬化。金橘中还含有维生素P，维生素P是维护血管健康的重要营养素，可防治高血压并发血管硬化、心脏疾病。

实用小贴士

金橘皮薄肉嫩、汁多香甜，洗净后可连皮带果肉一起吃下。饭前或空腹时不宜多吃金橘，以免引起胃部不适。吃金橘前后一小时不可以喝牛奶，因为牛奶中的蛋白质遇到金橘中的果酸会凝固，不易消化吸收。

No.3 草莓

稳定血压

性味归经：性凉，味甘、酸，归肺、脾经

热量：约126千焦/100克

每日适用量：80克

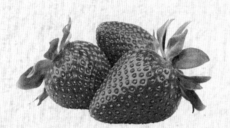

·降压关键·

草莓中含有维生素和果胶，有稳定血压的作用，对高血压、高脂血症有一定的防治效果。草莓还可以预防维生素C缺乏症，对动脉硬化、冠心病也有较好的防治效果；高血压患者适量食用草莓，有助于增强免疫力，预防感染及并发症的发生。

实用小贴士

清洗草莓时要经过一定时间的浸泡，并在流动的水下冲洗，以减轻农药残留。挑选的时候应尽量选择色泽鲜亮、手感结实、有细小茸毛的草莓；个大的草莓以及过于水灵的草莓最好不要买。

No.4 苹果

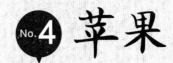

软化血管壁

性味归经：性平，味甘、微酸，归脾、肺经

热量：约218千焦/100克

每日适用量：1个

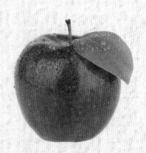

·降压关键·

苹果中富含的钾可与人体内的钠结合并使其排出体外，起到软化血管壁、降低血压的作用。苹果中所含的可溶性膳食纤维可以帮助调节血糖，促进胆固醇排泄，预防高血压患者血糖的骤升或骤降及血脂的异常，高血压患者可常吃。

实用小贴士

苹果除了生吃、榨汁之外，还可以蒸、煮，特别适合脾胃功能不佳的人群食用；炖肉时加入苹果一起煮，不仅可以清除异味，还能抑制胆固醇的吸收。饭后不易马上吃苹果，以免影响消化。

No.5 桃子

排出多余的钠盐

性味归经：性温，味甘、酸，归肺、大肠经

热量：约201千焦/100克

每日适用量：1个

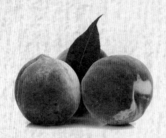

降压关键

桃子中含有丰富的钾元素，可以帮助机体排出体内多余的钠盐，有辅助降低血压的作用。桃仁中的提取物有抗凝血作用，并能使血压下降，可用于高血压患者的辅助治疗。高血压患者可每日适量食用桃子，有助于血压的稳定。

实用小贴士

食用桃子前要将桃毛洗净，以免刺入皮肤，引起皮疹。可在清水中放入少许食用碱，然后将鲜桃放入其中浸泡3分钟，搅动几下，等桃毛自动上浮，再用清水冲洗几下毛就没了。

No.6 香蕉

减少机体对钠盐的吸收

性味归经：性寒，味甘，归脾、胃、大肠经

热量：约381千焦/100克

每日适用量：1根

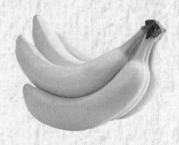

降压关键

香蕉中含有较多的钾和很少的钠，是极好的防治高血压的水果，其富含的钾能降低机体对钠盐的吸收，有降低血压的作用。香蕉中还含有血管紧张素转化酶抑制物质，可以有效抑制血压升高。高血压患者常食香蕉还能增强免疫力、通便排毒。

实用小贴士

每天吃一根香蕉或用香蕉皮煮水喝，有助于降压。香蕉在冰箱中保存容易变黑，可以将其放进塑料袋中，再往袋中放一颗苹果，然后排出袋内空气，扎紧袋口，放在干燥的地方，这样可以保存1周左右。

No.7 梨

增强血管弹性、降低血压

性味归经： 性凉，味甘、酸，归肺、胃经

热量： 约184千焦/100克

每日适用量： 1个

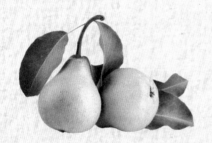

· 降压关键 ·

　　梨具有增强血管弹性、降低血压等作用。其中，梨富含的维生素 B_1 具有增强血管弹性、保护心脏、减轻疲劳等作用；梨中还含有维生素 B_2 及叶酸，能增强心肌活力、防癌抗癌。另外，梨对于肝阳上亢或者肝火上炎型高血压患者有很好的食疗功效。

实用小贴士

梨可生食、榨汁，加胖大海、冬瓜子、冰糖煮汤饮用还可起到润肺生津、解暑抗燥的功效。梨含糖量高，糖尿病患者应少吃。梨性寒凉，一次不要吃得过多。脾胃虚弱的人不宜吃生梨，可把梨切块煮水食用。

No.8 西瓜

利尿降压

性味归经： 性寒，味甘，归心、胃、膀胱经

热量： 约126千焦/100克

每日适用量： 150克

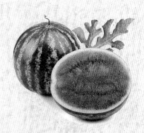

· 降压关键 ·

　　西瓜含有多种维生素，具有清热解暑、除烦解渴、利尿等功效，能帮助调节血压及心脏功能、预防癌症、促进新陈代谢。西瓜含有的钾元素有助于软化和扩张血管、平衡血压，高血压患者常吃西瓜，对预防高血压并发心脏病、高脂血症有一定的作用。

实用小贴士

西瓜果肉可生食、榨汁，西瓜皮也不宜舍弃。西瓜皮又叫西瓜翠衣，中医认为，西瓜皮用来凉拌或煎汤都可以起到很好的降压作用。没有切开的西瓜不要水洗，放在阴凉处可保鲜5天左右。

No.9 桑葚

有效分解脂肪、降低血压

性味归经：性寒，味甘、酸，归心、肝、肾经

热量：约 1000 千焦 /100 克

每日适用量：50 克

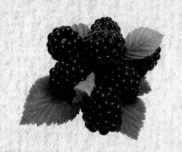

降压关键

桑葚富含维生素 C，能降低血压、预防心脑血管疾病。桑葚中所含的脂肪酸，主要由亚油酸、硬脂酸及油酸组成，能够有效分解脂肪、降低血脂、降低血压、防止血管硬化。同时，桑葚中还富含磷元素和铁元素，能帮助高血压患者预防贫血及肾脏疾病。

实用小贴士

用桑葚、薏米和黑芝麻煮粥，有很好的降压功效。真正成熟了的桑葚紫中透黑，购买时宜选用紫黑、光亮的；采摘新鲜的桑葚宜掐住根蒂摘下来，不要碰到果实，以免碰伤。

No.10 柠檬

增强凝血功能

性味归经：性平，味甘、酸，归肺、胃经

热量：约 147 千焦 /100 克

每日适用量：2 瓣

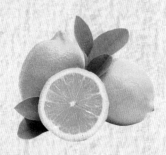

降压关键

柠檬中富含维生素和各种有机酸，其中富含的维生素 P 可降低血液中胆固醇的含量，增强血管壁的弹性，有利于预防高血压并发心脑血管疾病。柠檬还有很好的增固毛细血管壁、增强凝血功能等作用，对防治高血压有益。

实用小贴士

高血压患者应低盐饮食，这时可用柠檬汁代替盐来调味。新鲜蔬菜或肉里面滴几滴柠檬汁可增加菜肴的风味。切开后一次吃不完的柠檬，可以切片放在蜂蜜中腌渍，日后拿出来泡水喝。

No.11 菠萝

溶解纤维蛋白和血凝块

性味归经：性平，味甘、酸，归肾、胃经

热量：约172千焦/100克

每日适用量：50克

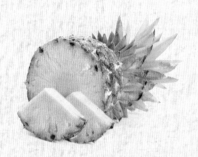

· 降压关键 ·

菠萝中含有的酶、糖及盐类有很好的利尿作用，能够排出体内多余的钠盐，从而降低血压。菠萝中的菠萝朊酶还有溶解纤维蛋白和血凝块等作用，能改善血液循环、消除炎症，高血压患者常食菠萝，有辅助治疗病症及预防并发症的作用。

实用小贴士

菠萝中含有具有刺激作用的甙类物质和菠萝蛋白酶，食用前应将果皮和果刺修净，果肉切成块状，在稀盐水或糖水中浸渍，然后再吃。菠萝宜波存在避光、阴凉、通风的地方，不要放进冰箱冷藏。

No.12 杧果

保护血管、降低血脂

性味归经：性凉，味甘、酸，归胃、脾、肺经

热量：约134千焦/100克

每日适用量：80克

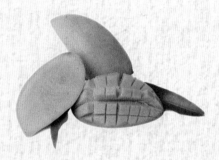

· 降压关键 ·

杧果中含有丰富的矿物质和维生素C，具有降低血液中的血脂和胆固醇等作用，可保护血管，预防高血压和动脉硬化。高血压患者常食杧果，还有利于预防心脑血管疾病，有益于保护视力。另外，常食杧果还有助于提高机体的免疫力。

实用小贴士

成熟的杧果放到冰箱里可保存2~5天；未成熟的杧果放到一个纸盒里，然后放在阴凉干燥处可保存10天左右。自然成熟的杧果有适中的硬度和弹性，而催熟的杧果整体偏软，选购时应注意。

No.13 山楂

利尿、扩张血管

性味归经：性微温，味酸、甘，归脾、胃、肝经
热量：约 398 千焦 /100 克
每日适用量：40 克

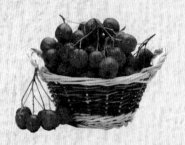

降压关键

山楂含有的山楂酸、柠檬酸能利尿、扩张血管，起到辅助降低血压的作用。山楂中含有的黄酮类物质、胡萝卜素及维生素能够增强机体免疫力，具有降压、降脂等作用，对高血压、心脏病、高胆固醇患者均有一定的食疗作用，高血压患者可常食。

实用小贴士

炖老鸭、老鸡、牛肉时，可放三四个山楂，这样肉易烂，菜肴也更富风味。用适量山楂干泡水，代茶频饮，可用于降血压、降血脂。山楂不宜生吃，以免增加消化负担，尤其是为唱歌呢若的人更应慎食。

No.14 核桃

降低胆固醇、稳定血压

性味归经：性温，味甘，归肺、肾、大肠经
热量：约 2625 千焦 /100 克
每日适用量：30 克

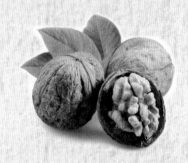

降压关键

核桃中含有膳食纤维，可降低胆固醇、稳定血压。核桃中所含的维生素 C，也有稳定血压、降低胆固醇等作用。同时，核桃中含有丰富的镁、钾元素，这些成分是高血压患者不可或缺的营养素，高血压患者可每日适量食用。

实用小贴士

和逃生吃营养损失最少；核桃仁的褐色薄皮含有丰富的营养，食用时不要舍弃。选购核桃时，以个大、壳薄、色泽白净、果仁丰满者为佳；核桃仁干瘪、色泽暗黄的一般口感较差，不宜购买。

No.15 莲子

使外周血管扩张

性味归经：性平，味甘、涩，归心、脾、肾经
热量：约 1440 千焦 /100 克
每日适用量：20 克

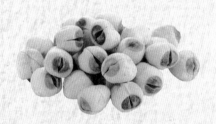

· 降压关键 ·

　　莲子含有非常丰富的生物碱，能释放组织胺，使外周血管扩张，从而起到降低血压的作用，生物碱还具有强心和抗心律不齐等作用。同时，莲子富含莲子糖，有很好的降血糖功效，能帮助机体进行蛋白质、脂肪、糖类代谢，防治高血压并发糖尿病。

实用小贴士

莲子可用来煮粥、煲汤食用。心火旺者食用莲子时不宜去心，或常用莲子心泡茶饮。选购莲子时以颗粒饱满圆润、洁白、无霉变及虫蛀者为佳；颗粒不饱满的莲子多是因为没有成熟就被采摘，不宜选购。

No.16 花生

强化血管

性味归经：性平，味甘，归脾、肺经
热量：约 2403 千焦 /100 克
每日适用量：30 克

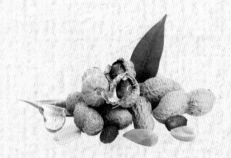

· 降压关键 ·

　　花生中的不饱和脂肪酸有降低胆固醇的作用，其所含油酸与维生素 E 可强化血管。花生还含有一种生物活性物质——白芦醇，能抑制血小板聚集，有助于防治动脉粥样硬化。另外，花生中富含钾元素，可排出体内多余钠盐，有助于维持正常的血压。

实用小贴士

花生吃法多样，从营养方面考虑，以炖煮为佳，油炸、生食不可取。花生保存前要晒干，清除杂质，保存期间要定期查看是否有霉变或发芽。花生富含油脂，休寒湿滞及肠滑便泄者不宜使用。

肉禽水（海）产类

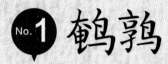

No.1 鹌鹑

降低毛细血管的通透性

性味归经：性平，味甘，归脾、肺、心、肝、肾、大肠经

热量：约460千焦/100克

每日适用量：60克

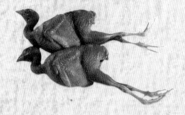

降压关键

　　鹌鹑含有维生素P，能降低毛细血管通透性和脆性，保持及恢复毛细血管的正常弹性，常食对防治高血压及动脉硬化有利。鹌鹑含有多种微量元素、卵磷脂、人体必需的氨基酸等，可有效降低血糖、血脂，对防治高血压性高脂血症及糖尿病有利。

实用小贴士

鹌鹑适合清炖煮汤食用，汤鲜美而不腻。鹌鹑皮上的绒毛不易清除干净，可以放到火苗上烧晃一下就好。选购鹌鹑时宜选择皮肉光滑、饱满、嘴柔软的嫩鹌鹑，其品质较好。

No.2 鸽肉

促进血液循环

性味归经：性平，味甘、咸，归肝、肾经

热量：约561千焦/100克

每日适用量：60克

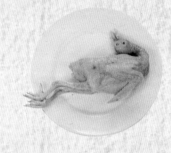

降压关键

　　鸽肉是高蛋白、低脂肪、低热量的食物，对降低血压和血脂有一定的疗效。鸽肉所含的维生素 B_1、维生素 B_2 可促进血糖代谢，对糖尿病性高血压有食疗作用。经常食用鸽肉，对预防动脉粥样硬化、脑梗死、脑卒中、冠心病等病症均有利。

实用小贴士

鸽肉以清蒸或煲汤为宜，这样能使营养成分保存更完好。鸽肉较容易变质，购买后要马上放进冰箱里。如果一时吃不完，可将剩下的鸽肉煮熟保存。鸽血中富含血红蛋白，能促进伤口愈合，术后病人可适量食用。

No.3 兔肉

抑制血小板凝聚

性味归经：性凉，味甘，归脾、胃、大肠经

热量：约 427 千焦 /100 克

每日适用量：80 克

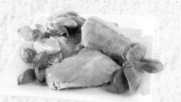

降压关键

兔肉所含的胆固醇是所有肉类中最低的，且其卵磷脂含量很高，能抑制血小板凝聚，防止血栓形成，使血管壁免受损害，对动脉粥样硬化有一定的防治功效。兔肉还是高蛋白、低脂肪的食物，常食对防治高血压病、心脏病、高脂血症均有辅助作用。

实用小贴士

兔肉可红烧、粉蒸或炖汤食用。烹制兔肉时，可以放入少量姜丝和米酒，既可以减轻兔肉的异味，又能使肉质鲜嫩，菜肴风味更佳。兔肉性凉，脾胃虚弱的人及阳虚者不宜多食。

No.4 海带

预防血栓和血压上升

性味归经：性寒，味咸，归肝、胃、肾经

热量：约 50 千焦 /100 克

每日适用量：50 克

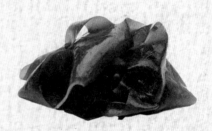

降压关键

海带中所含的岩藻多糖能防止红细胞发生凝结反应，可预防血栓和因血液黏性增大而引起的血压上升。海带富含钙，可降低人体对胆固醇的吸收率，降低血压。海带中还含有能扩张外周血管的钾和有降压、利尿功效的甘露醇，常食对高血压患者有益。

实用小贴士

干海带可能含有有毒元素砷，因此，烹制前应先用清水漂洗，然后用清水浸泡 6 小时左右（不可过长），并注意勤换水。挑选干海带以叶宽厚、色浓绿或紫中微黄、无枯黄叶者为佳。

No.5 紫菜

改善血管功能

性味归经：性寒，味甘、咸，归肝、肺、胃、肾经

热量：约 866 千焦 /100 克

每日适用量：10 克

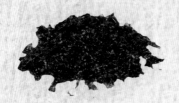

降压关键

　　紫菜不含胆固醇，脂肪含量低，其所含的锗、藻朊酸钠、卟啉，可促进人体内镉等有毒物质的排出，能改善血管功能，有助于防治高血压。另外，紫菜中所含的多糖可以有效增强细胞免疫力和体液免疫力，促进淋巴细胞转化，增强高血压患者的免疫力。

实用小贴士

紫菜适合用来做汤，搭配鸡蛋、豆腐、虾皮均可。选购紫菜时，以表面光滑滋润、颜色呈紫褐色或紫红色、有光泽、片薄、大小均匀、入口味鲜不咸、有紫菜特有的清香、质嫩体轻、身干、无杂质为佳。

No.6 草鱼

预防动脉硬化

性味归经：性温，味甘，归肝、胃经

热量：约 473 千焦 /100 克

每日适用量：50 克

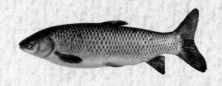

降压关键

　　草鱼富含不饱和脂肪酸，能够加速血液循环，对降低血压有非常好的食疗作用。草鱼还富含铜，经常食用草鱼能帮助机体增强免疫力，还有利于预防冠心病、动脉硬化、脑卒中等疾病的发生，是高血压、心血管疾病患者的良好食物。

实用小贴士

草鱼适合蒸、煮、红烧。草鱼味道鲜美，烹制时可以不放味精；煮时火不能太大，以免把鱼肉煮散。新鲜草鱼的鳃呈鲜红色，黏液透明，具有鱼特有的土腥味；不新鲜的草鱼鳃变暗，呈灰红或灰紫色，黏液腥臭。

No.7 海蜇

减弱心肌收缩力

性味归经：性平，味咸，归肝、肾经

热量：约 138 千焦 /100 克

每日适用量：40 克

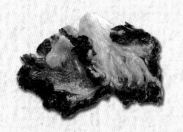

· 降压关键 ·

海蜇含有一种类似乙酰胆碱的物质，尤其在海蜇头部含量较为丰富，能扩张血管、减弱心肌收缩力，有降低血压的作用。另外，海蜇中的不饱和脂肪酸、甘露聚糖及胶质，对调节内分泌起着关键作用，高血压患者食用有助于预防并发心脑血管疾病。

实用小贴士

海蜇非常适合凉拌，凉拌时应适当放些醋，这样可以避免海蜇"走味"。好的海蜇呈白色或浅黄色，有光泽，呈自然圆形，肉质厚实均匀且有韧性，无腥臭味，口感清脆，选购时应注意。

No.8 虾

保护心血管系统

性味归经：性温，味甘、咸，归脾、肝、肾经

热量：约 201 千焦 /100 克

每日适用量：30 克

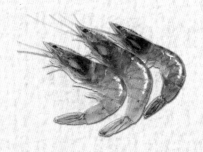

· 降压关键 ·

虾富含镁元素，镁对心脏活动具有重要的调节作用，能很好地保护心血管系统，减少血液中胆固醇的含量，防止动脉硬化；同时还能扩张冠状动脉，有利于预防高血压。另外，虾中富含钙，机体缺钙易导致血压升高，因此，食用虾可帮助稳定血压。

实用小贴士

将虾仁上浆后再烹制，能使烹制后的虾仁口感更为鲜嫩。鲜虾以壳厚较硬、无黏感、有弹性、感觉有活力且肉质较坚实的为好。健康的虾眼球呈圆形，黑色而有光亮，反之则不健康。

No.9 海参

调节血管张力

性味归经：性温，味咸，归心、肾经

热量：约 326 千焦 /100 克

每日适用量：40 克

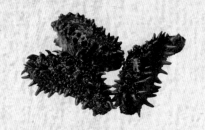

降压关键

海参是典型的高蛋白、低脂肪、低胆固醇的食物，是高血压、冠心病、高脂血症、肝炎等患者的食疗佳品。海参中有一种海参多糖，有修复血管内膜、调节血管张力等作用，对治疗高血压并发心脑血管病有一定的食疗效果。

实用小贴士

干海参宜保存在干燥通风的地方，只要不沾潮气，一般不易变质；发好的海参则不能久存，最好不超过 3 天，存放期间需用凉水浸泡，每天换水 2～3 次。患感冒、咳嗽、气喘、急性肠炎及大便溏薄者忌食海参。

No.10 银鱼

扩张动脉血管

性味归经：性平，味甘，归脾、胃、肺经

热量：约 440 千焦 /100 克

每日适用量：40 克

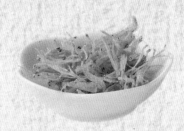

降压关键

银鱼营养比较全面，含有多种氨基酸，可有效降低血压、降低血脂、扩张动脉血管，预防高血压以及高血压并发动脉硬化、脑梗死等疾病。此外，银鱼中富含矿物质，是高蛋白、低脂肪的食物，高血压患者适量食用还有利于增强免疫力。

实用小贴士

银鱼可用来炒菜、蒸蛋羹、炖汤、煎鸡蛋饼；炒菜时可搭配鸡蛋、黄瓜、胡萝卜、韭菜等，炖汤时可搭配木耳、冬瓜、猪肉等。银鱼干用来做菜，可提前泡发，口感更鲜嫩。

中草药类

No.1 杜仲

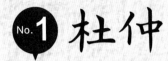

降低胆固醇和血压

性味归经：性温，味甘、微辛，归肝、肾经

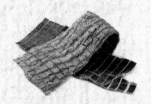

·功能主治·

杜仲具有补肝肾、强筋骨、安胎等功效，主要用于治疗肾虚腰痛，筋骨无力，妊娠漏血，胎动不安，以及高血压等病症。

·降压关键·

杜仲含有80多种活性成分，具有很高的药用价值。杜仲中的杜仲醇提取物、水提取物均有明显的降压作用，可改善高血压引起的水肿、头晕头痛、身体困重等症状，对原发性高血压、肾性高血压效果明显。

·使用宜忌·

杜仲可用来泡茶、泡酒，或作为辅料添加于菜品中。因其属于温补药，如有热性症状则不宜服用。

No.2 黄芪

减轻血管阻力

性味归经：性微温，味甘，归脾、肺、肝、肾经

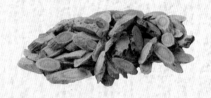

·功能主治·

黄芪有益气固表、敛汗固脱、托疮生肌、利水消肿之功效。用于治疗气虚乏力，中气下陷，久泻脱肛，便血崩漏，表虚自汗，久溃不敛等。

·降压关键·

黄芪的降压成分为 γ-氨基丁酸和黄芪皂苷甲。将黄芪注射液注入冠脉、椎动脉、肠系膜上动脉、脑血管、肠血管等血管，可扩张外周血管，使血管阻力指数下降，从而起到降压的作用。

·使用宜忌·

面部感染、消化不良、上腹胀满者和有实证、热证等情况的患者不宜食用黄芪。

No.3 菊花

加强心肌收缩

性味归经: 性微寒, 味甘、苦, 归肺、
肝经

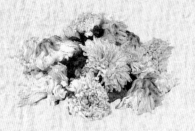

功能主治

菊花有散风清热、消炎解毒、平
肝明目、抗菌、抗病毒之效, 主要用
于风热表证, 温病初起, 目赤肿痛,
目暗昏花, 头目眩晕等症状的治疗。

降压关键

菊花能显著扩张冠脉、增加冠脉
流量, 还有加强心肌收缩和增加耗氧
量的作用, 可降低血清胆固醇, 对高
血压及高血压引起的心肌梗死、冠脉
粥样硬化或供血不足等并发症有较
好的防治作用。

使用宜忌

菊花性微寒, 脾胃虚寒、泄泻的
患者, 宜少用之; 因菊花属于花粉类,
过敏体质人群尽量不要饮用菊花茶。

No.4 山药

降压补肾、益气补脾

性味归经: 性平, 味甘, 归肺、脾、
肾经

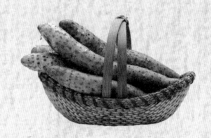

功能主治

山药可健脾胃, 补肺气, 益肾精,
滋养强壮, 久服耳聪目明、延缓衰老。
主治脾虚食少, 大便溏泄, 肺虚咳喘,
遗精尿频, 阴虚消渴。

降压关键

山药所含的黏液质、淀粉酶、皂
苷等营养成分有益气补脾、降压补肾
等作用, 非常适合气虚型的高血压患
者食用。患高血压病日久会耗伤人体
正气, 所以山药尤其适合中、后期高
血压患者食用。

使用宜忌

山药有收涩作用, 故大便燥结者
不宜食用; 另外, 有实邪者忌食山药。

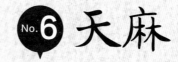

No.5 丹参

扩张外周血管

性味归经：性微寒，味苦，归心、心包、肝经

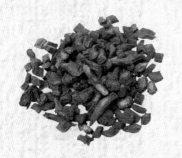

· 功能主治 ·

丹参有祛瘀止痛，活血通经，清心除烦之效，可用于月经不调，经闭痛经，胸腹刺痛，热痹疼痛，疮疡肿痛，心烦不眠，肝脾肿大，心绞痛。

· 降压关键 ·

丹参能加强心肌收缩力、改善心脏功能，具有明显的扩张外周血管及降压等作用，可清除血管自由基，改善心肌缺血以及抑制血脂上升，从而有效预防动脉粥样硬化、冠心病、脑卒中等病症的发生。

· 使用宜忌 ·

取丹参 10 ~ 15 克，用纱布包好煎汁，与开水一起，泡脚 20 ~ 30 分钟，可以起到活血化瘀之效。

No.6 天麻

增加外周及冠状动脉血流量

性味归经：性平，味甘，归肝经

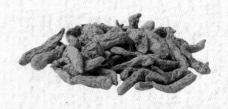

· 功能主治 ·

天麻能平肝息风止痉，常用于头痛眩晕，肢体麻木，癫痫抽搐，破伤风，头昏眼花，神经衰弱，风寒湿痹，小儿惊风等症。

· 降压关键 ·

天麻有很好的降压及防治高血压等作用，它可增加外周及冠状动脉血流量，对心脏也有很好的保护作用，久服可平肝益气、利腰膝、强筋骨，还可预防由高血压引起的动脉硬化、冠心病及脑卒中等并发症。

· 使用宜忌 ·

天麻建议先用少量清水润透，待软化后切成薄片，晒干研末，用煎好的汤药冲服，或研末入丸、散服用。

No.7 夏枯草

增加营养性心肌血流量

性味归经：性寒，味苦、辛，归肝、胆经

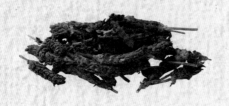

· 功能主治 ·

夏枯草具有清泄肝火、散结消肿、清热解毒、祛痰止咳之效，用于淋巴结核、甲状腺肿、乳痈、头目眩晕、口眼歪斜、筋骨疼痛、肺结核等。

· 降压关键 ·

夏枯草的水浸出液、乙醇－水浸出液和30%乙醇浸出液及煎剂都有降低血压的作用。此外，夏枯草的茎、叶、穗及全草也均有降压作用。此外，还能够清利小便，促进钠盐的排出，从而辅助降压。

· 使用宜忌 ·

脾胃虚弱者宜少用夏枯草。而且，夏枯草不宜长期服用，否则会增加肝、肾的负荷。

No.8 葛根

增加冠状血管血流量

性味归经：性凉，味甘、辛，归肺、胃经

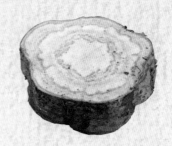

· 功能主治 ·

葛根有清热、降火、排毒之效，可用于治疗外感发热头痛、高血压、颈项强痛、口渴、麻疹不透、泄泻。

· 降压关键 ·

葛根中的黄酮和葛根素能改善心肌的氧代谢，对心肌代谢产生有益作用，同时能扩张血管，改善微循环，降低血管阻力，使血流量增加，从而起到降压作用，还可预防冠心病、动脉硬化、脑卒中等病症。

· 使用宜忌 ·

葛根性凉，多食易引起呕吐，胃寒者应当慎用。服用葛根期间忌食酒、可乐、咖啡、浓茶等刺激性食物。

No.9 三七

减少冠脉阻力

性味归经：性温，味甘、微苦，归肝、胃经

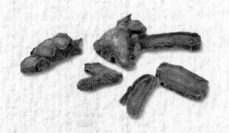

· 功能主治 ·

三七具有清热、平肝、降压的功效，主治高血压、高脂血症等心血管病，以及头昏、目眩、耳鸣、急性咽喉炎等。

· 降压关键 ·

三七中的活血成分能扩张血管、减少冠脉阻力、增加冠脉流量、加强和改善冠脉微循环，降低血液中胆固醇的比例，降低血液的黏稠度，从而起到预防和治疗高血压、高胆固醇、粥样硬化等心血管疾病的作用。

· 使用宜忌 ·

气血亏虚所致的痛经、月经失调、腹痛喜按者不宜选用三七，孕妇忌服。

No.10 大黄

利尿、改善血液流变性

性味归经：性寒，味苦，归胃、大肠、肝、脾、心包经

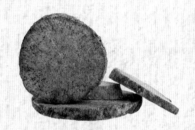

· 功能主治 ·

大黄具有消积滞、清湿热、泻火、凉血、祛瘀、解毒等功效。主要用于实热便秘，积滞腹痛，泻痢不爽，湿热黄疸，血热吐衄，目赤，咽肿等。

· 降压关键 ·

大黄可通过利尿、改善血液流变性等间接产生降压作用。大黄中含有的大黄醇或水提取物可明显降低血清总胆固醇。大黄素、大黄酸可增加人体的尿量，加大排钠和排钾量，从而辅助降低血压。

· 使用宜忌 ·

凡表证未罢，血虚气弱，脾胃虚寒，无实热、积滞、瘀结，以及胎前、产后，均应慎服大黄。

其他

No.1 醋
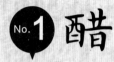

排出体内多余的盐分

性味归经：性温，味酸、苦，归胃、肝经

热量：约 130 千焦 /100 克

每日适用量：15 ~ 20 毫升

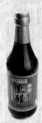

降压关键

　　醋可软化血管，降低胆固醇，是高血压等心脑血管病人的一剂良方；此外，醋还具有活血散瘀、消食化积、解毒的功效。用醋熏空气可以预防流感、上呼吸道感染。适当吃醋既可杀菌，又可促进胃肠消化功能，还可以消除疲劳，促进睡眠。

实用小贴士

做菜时加点儿醋，既能增加菜肴的风味，又可减少食盐的用量，对降低血压有益。购买醋时需注意，优质醋的颜色呈棕红或褐色（白醋为无色澄清液体）、无悬浮物和沉淀物。

No.2 橄榄油

降低血液黏稠度

性味归经：性平，味酸、微涩、甘，归肺、胃经

热量：约 3763 千焦 /100 克

每日适用量：15 毫升

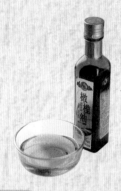

降压关键

　　橄榄油可通过降低高半胱氨酸防止炎症发生，减少对动脉壁的损伤；还可通过增加体内氧化氮的含量松弛动脉，降低血压；所含有的角鲨烯，可以降低血清胆固醇含量。此外，橄榄油还能减少胃酸，有助于预防胃炎及十二指肠溃疡等病。

实用小贴士

初榨橄榄油适合用来调制凉拌菜，因为其除含脂肪外，还含有其他营养成分，加热时很多营养成分会被破坏，且不利于营养吸收。橄榄油适合搭配新鲜蔬菜食用，具有降脂、降压、减肥等功效。

No.3 酸奶

增加尿钠排泄

性味归经：性平，味酸、甘，归胃、心、肺经

热量：约 301 千焦 /100 克

每日适用量：250 毫升

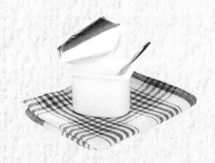

降压关键

酸奶能抑制肠道腐败菌的生长，还含有可抑制体内合成胆固醇还原酶的活性物质，对于防治动脉硬化、冠心病及癌症，降低胆固醇，具有一定的食疗作用。酸奶还具有补虚开胃、润肠通便、降血脂、抗癌等功效，能调节机体内微生物的平衡。

实用小贴士

酸奶应低温冷藏。肠胃不好的人不宜食用刚从冰箱拿出的酸奶，可将酸奶放在40℃左右的温水中浸泡一会儿再饮用。酸奶不宜加热后饮用，否则会将活性乳酸菌杀死，损害其营养价值。

No.4 绿茶

降低血压和血脂

性味归经：性凉，味甘、苦，归心、肺、胃经

热量：约 1239 千焦 /100 克

每日适用量：50 毫升

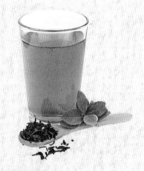

降压关键

绿茶含有维生素K，对促进血液循环、降低胆固醇、增加毛细血管弹性、增强血液抗凝性都有一定的好处，可以用来降低高血压初期患者的血压。此外，绿茶还能促进膳食纤维的溶解，有助于消化。

实用小贴士

吃完早餐后可冲泡一杯浓度适中的绿茶，逐次冲饮，续泡 2 ~ 3 次。对茶敏感、饮茶后影响睡眠的人，晚间不宜喝浓茶。饮用绿茶时可适量加入柠檬，能增加绿茶中儿茶素的效能，提高人体免疫力。

营养餐单

——让餐桌上的"降压药"帮您
控制血压

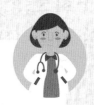

　　高血压患者每一天、每一餐的饮食都应营养搭配、膳食平衡，本章科学地为您搭配了一日三餐，并推荐四周降压食谱，让您在控制血压水平的前提下，享受美食的乐趣。

合理安排一日三餐

随着人们生活质量的不断提高，对食物的要求也越来越高，尤其是一日三餐，讲求吃得合理健康，对于高血压人群来说，更是如此。

营养早餐

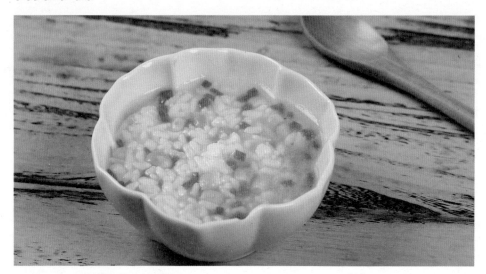

玉米胡萝卜粥

原料： 玉米粒、水发大米各 250 克，胡萝卜 240 克

做法

1 砂锅中注入适量的清水，用大火烧开。

2 倒入备好的大米、胡萝卜、玉米，搅拌片刻。

3 盖上锅盖，煮开后转小火煮至熟软；掀开锅盖，持续搅拌片刻。

4 将煮好的粥盛出，装入碗中即可。

营养功效

玉米含有钙、硒、卵磷脂、维生素 E 等营养成分，与具有降压作用的胡萝卜搭配食用，使简单的食材也能发挥保护心血管健康的大功效。

芦笋糙米粥

原料：

水发糙米 100 克，芦笋 90 克

调料：

盐2克，鸡粉少许

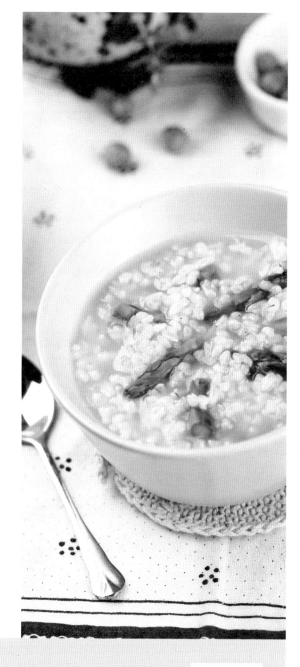

做法

1. 将洗净的芦笋切成段，装入盘中，待用。

2. 砂锅中注入适量清水烧开，倒入洗净的糙米，搅拌均匀。

3. 盖上盖，煮沸后用小火煮约30分钟，至米粒变软。

4. 揭盖，倒入切好的芦笋，再加入盐、鸡粉。

5. 拌匀调味，续煮片刻，至调味料溶于粥中。

6. 关火后盛出煮好的芦笋粥，装入汤碗中即成。

营养功效

芦笋和糙米都含有丰富的维生素和锌、铁、锰等营养成分，搭配同食，不仅可以益气强身，而且有利于预防心血管疾病，很适合高血压病患者食用。

花菜香菇粥

原料：

西蓝花100克，花菜、胡萝卜各80克，大米200克，香菇、葱花各少许

调料：

盐2克

做法

1 胡萝卜切成丁，香菇切成条，备用。

2 花菜、西蓝花去除菜梗，再切成小朵，备用。

3 砂锅中注水烧开，倒入大米，煮开后转小火煮40分钟。

4 揭盖，倒入切好的食材，续煮至食材熟透。

5 揭盖，放入少许盐，拌匀调味。

6 关火后盛出煮好的粥，撒上葱花即可。

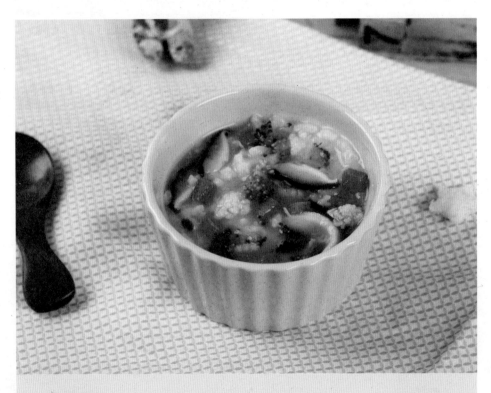

营养功效

香菇、胡萝卜、花菜、西蓝花均是营养丰富的食材，与大米一起熬煮成粥，具有增强免疫力、保护肝脏、降血压等功效。

鸡肝圣女果米粥

原料：

水发大米 100 克，圣女果 70 克，

小白菜 60 克，鸡肝 50 克

调料：

盐少许

做法

1 锅中注水烧开，放入小白菜、圣女果，焯约半分钟，捞出，沥干水分，备用。

2 把鸡肝放入沸水锅中，用小火煮熟透，捞出，沥干水分，备用。

3 将小白菜剁成末；圣女果剥去表皮，剁成细末；鸡肝剁成泥。

4 汤锅注水烧开，倒入大米，煮至米粒熟软。

5 取下盖子，倒入圣女果、鸡肝泥，再调入盐，搅拌均匀，续煮片刻至入味。

6 关火后盛出煮好的粥，撒上小白菜末即成。

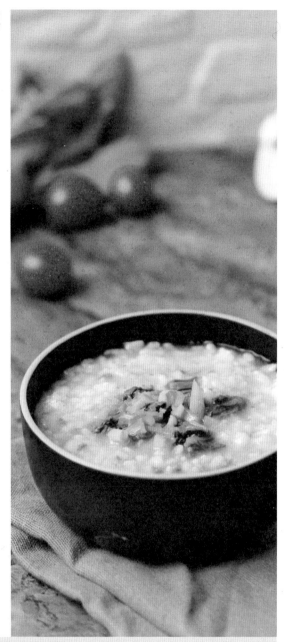

营养功效

圣女果富含蛋白质、维生素、膳食纤维等营养成分，有助于降低胆固醇，预防动脉硬化与高血压，酸甜的口感也能让人食欲大增。

茼蒿清汤面

原料：

挂面 90 克，茼蒿 80 克，葱花少许

调料：

盐 3 克，鸡粉 2 克，食用油适量

做法

1 锅中注入适量清水，用大火烧开。

2 放入盐、鸡粉，倒入适量食用油。

3 将挂面倒入锅中，用筷子搅散，煮5分钟至面条七成熟。

4 加入洗好的茼蒿，拌匀，煮至食材熟软。

5 放入葱花，拌匀，略煮片刻即成。

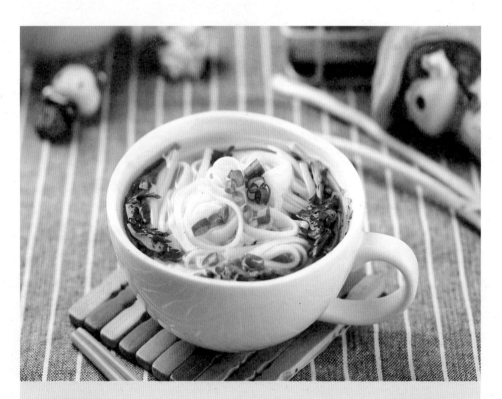

营养功效

茼蒿中含有一种挥发性的精油，还含有对心脑血管有益的胆碱和钾、钠、钙元素，经常食用可以降血压、防治心脑血管疾病。

香梨泥

原料:

香梨 150 克

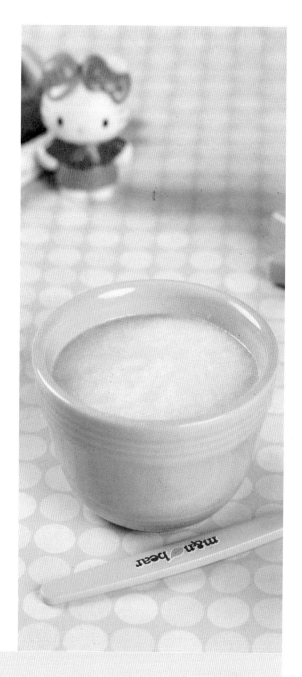

做法

1 洗好的香梨去皮,切开,去核,再切成小块。

2 取榨汁机,选择搅拌刀座组合。

3 倒入切好的香梨。

4 盖上盖,选择"榨汁"功能,榨取果泥。

5 将榨好的果泥倒入杯中即可。

营养功效

香梨所含的维生素 B_2 及叶酸能增强心肌活力、降低血压,对高血压、心脏病患者有良好的食疗作用。食用香梨还能增进食欲、生津止渴。

核桃油玉米沙拉

原料：

玉米粒100克，豌豆70克，
马蹄肉90克，胡萝卜65克，
核桃仁200克

调料：

盐3克，白糖2克

做法

1 将胡萝卜去皮切丁，马蹄切成小方块。

2 用榨油机将核桃仁榨出油，待用。

3 炒锅注水烧开，倒入玉米粒、豌豆，加盐，略煮，再倒入胡萝卜丁，焯至断生。

4 捞出食材，沥干水分，装入一个大碗中。

5 放入马蹄肉，加少许盐、白糖和适量核桃油，快速拌一会儿，至白糖完全溶化。

6 另取一碗，盛入拌好的菜肴即可。

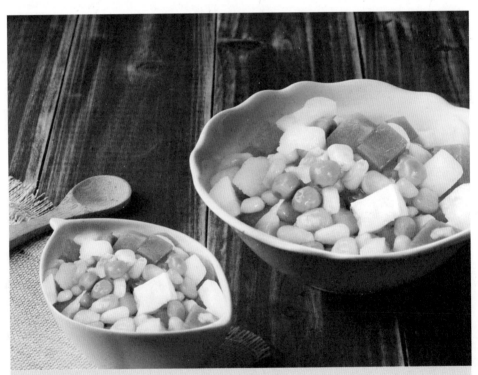

营养功效

核桃油含有丰富的不饱和脂肪酸，有防治动脉硬化的功效，搭配营养丰富的果蔬制成沙拉，可以很好地预防心脑血管疾病。

小米蒸红薯

原料：

水发小米80克，去皮红薯250克

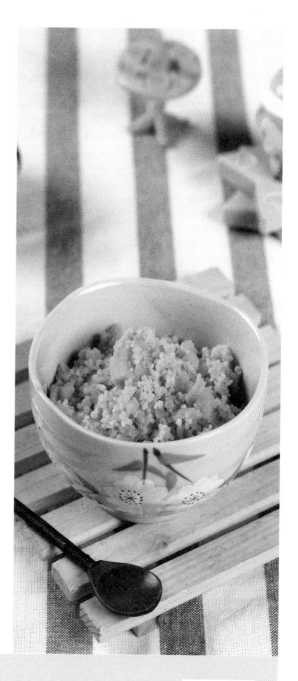

做法

1 红薯切小块，装碗。

2 往装有红薯的碗中倒入泡好的小米。

3 搅拌均匀后，将食材装盘。

4 备好已注水烧开的电蒸锅，放入食材。

5 加盖，调好时间旋钮，蒸30分钟至熟。

6 揭盖，取出蒸好的小米和红薯即可。

营养功效

小米和红薯富含多种维生素和矿物质，能有效抑制血管收缩，降低血压，可在一定程度上防治高血压、动脉硬化、高脂血症等。

鲜香菇豆腐脑

原料：

内酯豆腐1盒，木耳、鲜香菇各少许

调料：

盐2克，生抽、老抽各2毫升，水淀粉3毫升，食用油适量

做法

1 洗净的香菇、木耳切成粒。

2 把豆腐放入烧开的蒸锅中，用中火蒸5分钟至熟，蒸好后取出。

3 用油起锅，倒入香菇、木耳，炒匀。

4 注入适量清水，加入盐、生抽，拌匀煮沸。

5 倒入少许老抽，拌匀上色。

6 倒入适量水淀粉勾芡。

7 把炒好的材料盛放在豆腐上即可。

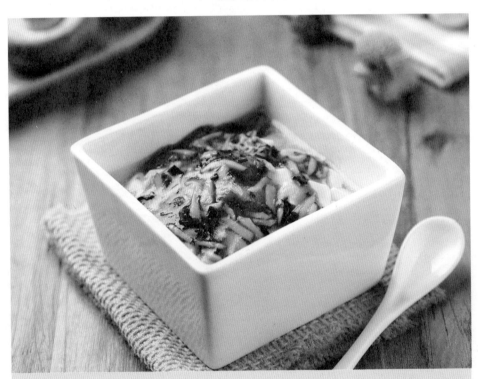

营养功效

本品的食材富含蛋白质，能为高血压患者提供丰富的营养，而且味道鲜嫩可口，老少皆宜，是一道既开胃又营养的美食。

蒸白菜肉丝卷

原料：

大白菜叶 350 克，鸡蛋 80 克，
水发香菇 50 克，胡萝卜 60 克，
瘦肉 200 克

调料：

盐 3 克，鸡粉 2 克，料酒、水
淀粉各 5 毫升，食用油适量

做法

1 瘦肉、胡萝卜切丝；香菇
去蒂，切粗条；白菜叶氽
至断生；鸡蛋搅拌均匀成蛋
液，待用。

2 热锅注油，倒入蛋液，煎成
蛋皮，切丝待用。

3 另起锅倒入瘦肉、香菇、胡
萝卜炒匀，加料酒、盐、鸡
粉，炒匀调味。

4 用白菜叶将炒好的馅料和蛋
丝卷成卷，蒸熟。

5 热锅注少许油，注入清水，
加盐、鸡粉、水淀粉，搅
拌成芡汁，浇在白菜卷上
即可。

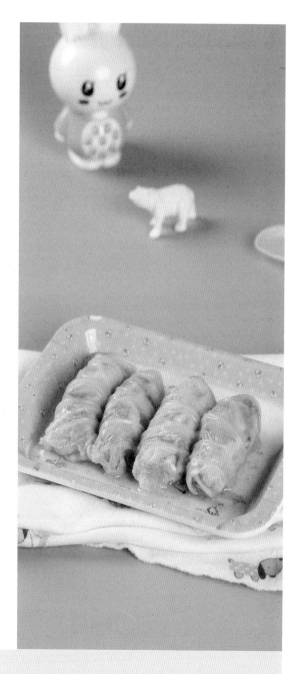

营养功效

白菜富含维生素 C，能抑制血脂升高，降低胆固醇；香
菇含香菇素，可预防血管硬化，也能快速降低血压。因
此食用本品有助于降血脂、降血压。

玉米胡萝卜鸡肉汤

原料:

鸡肉块350克, 玉米块170克, 胡萝卜120克, 姜片少许

调料:

盐、鸡粉各3克, 料酒适量

做法

1 洗净的胡萝卜切开, 改切成小块, 备用。

2 锅中注水烧开, 倒入鸡肉块、料酒, 拌匀, 大火煮沸, 氽去血水, 捞出待用。

3 砂锅注水烧开, 倒入鸡肉、胡萝卜、玉米块, 撒入姜片, 淋入料酒, 拌匀。

4 盖上盖, 烧开后用小火煮至食材熟透。

5 揭盖, 放入适量盐、鸡粉, 拌匀即可。

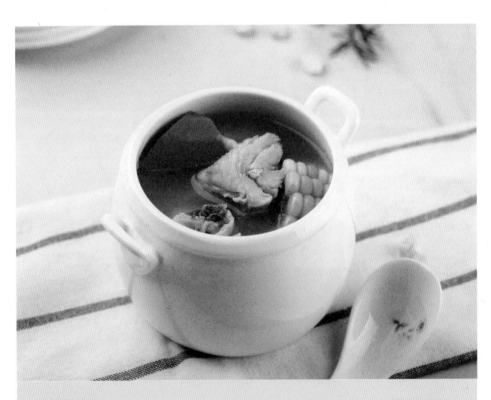

营养功效

本品可以开胃消食、清肝明目、预防便秘, 同时还能够降低血压、血脂、血糖, 增强机体免疫力, 是高血压患者的调养佳品。

西瓜汁

原料:

西瓜 400 克

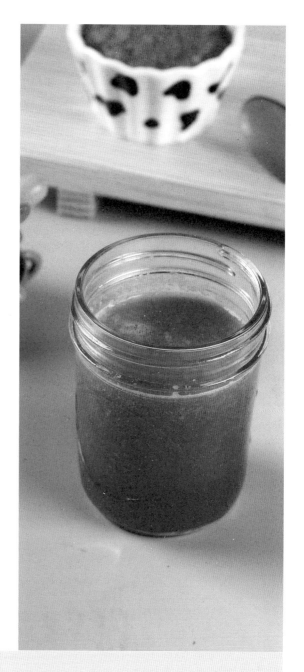

做法

1 洗净去皮的西瓜切小块。

2 取榨汁机,选择搅拌刀座组合,放入西瓜。

3 加入少许矿泉水。

4 盖上盖,选择"榨汁"功能,榨取西瓜汁。

5 把榨好的西瓜汁倒入杯中即可。

营养功效

西瓜含有蛋白质、B 族维生素、维生素 C、钙、磷、钾等营养物质,能促进钠盐的排出,有助于降血压,适合高血压患者食用。

香蕉葡萄汁

原料:

香蕉 150 克，葡萄 120 克

做法

1 香蕉去皮，果肉切成小块，备用。

2 取榨汁机，选择搅拌刀座组合，将洗好的葡萄倒入搅拌杯中。

3 加入切好的香蕉，倒入适量纯净水。

4 盖上盖，选择"榨汁"功能，榨取果汁。

5 揭开盖，将果汁倒入杯中即可。

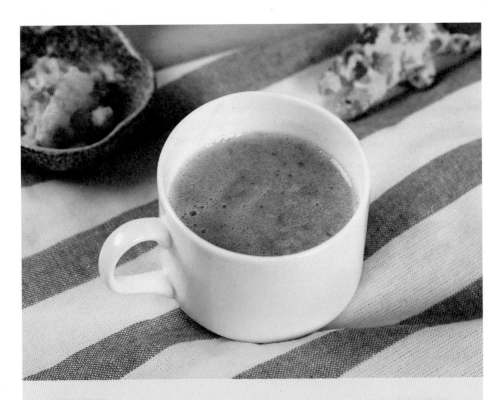

营养功效

香蕉和葡萄中都富含能保护心血管的维生素 C，可畅通血流，平稳血压，降低动脉硬化的概率，还可清除体内的自由基，预防血管和脑组织老化。

黑豆花生牛奶

原料：
水发黑豆、水发花生米各 100 克，牛奶 150 毫升

调料：
白糖 6 克

做法

1. 取榨汁机，选择搅拌刀座组合，倒入黑豆、花生米，注入适量矿泉水，盖好盖子。

2. 通电后选择"榨汁"功能，快速搅拌一会儿，至材料成细粉状，即成生豆浆。

3. 砂锅放火上烧热，倒入备好的牛奶，注入生豆浆，搅拌匀，用大火煮约1分钟。

4. 加入少许白糖，搅匀，续煮片刻，至糖分完全溶化，再掠去浮沫，装入杯中即成。

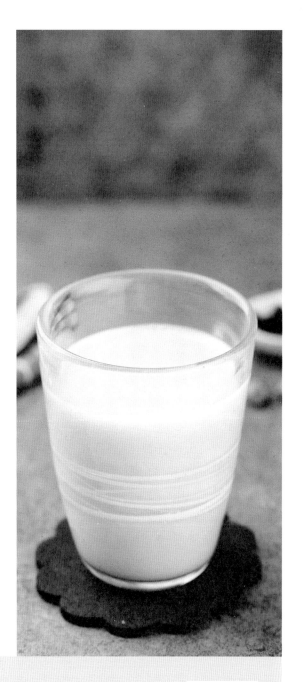

营养功效
花生和黑豆对降低胆固醇和血压等均有帮助，还具有益智健脑、补肾润肠的功效，很适合高血压、高脂血症患者及老年人食用。

木瓜炖银耳

原料:

木瓜 300 克, 水发银耳 100 克

调料:

白糖适量

做法

1 把去皮洗净的木瓜切成小块。

2 洗净的银耳切成小朵, 浸泡在清水中备用。

3 锅中注入清水烧热, 倒入木瓜、银耳拌匀。

4 加入白糖调味, 拌匀后用小火炖约20分钟至材料熟透。

5 出锅盛出即可。

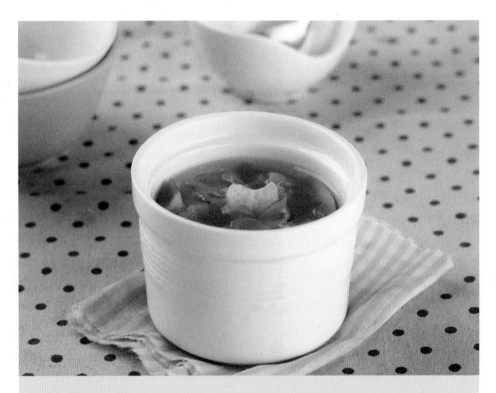

营养功效

木瓜所含的木瓜蛋白酶、番木瓜碱等, 能消除体内过氧化物, 净化血液, 对肝功能障碍、高脂血症、高血压病具有防治效果。

鲜虾紫甘蓝沙拉

原料:

虾仁、西芹各70克,西红柿130克,彩椒50克,紫甘蓝60克

调料:

沙拉酱15克,料酒5毫升,盐2克

做法

1. 将西芹切段;西红柿切瓣;彩椒、紫甘蓝切小块,备用。

2. 锅中注水烧开,放入少许盐,倒入西芹、彩椒、紫甘蓝,搅拌匀,煮半分钟至其断生。

3. 将食材捞出,把虾仁倒入沸水锅中,煮至沸。

4. 淋入适量料酒,搅匀,煮1分钟至熟,捞出。

5. 将煮好的西芹、彩椒和紫甘蓝倒入碗中,放入西红柿、虾仁,加入沙拉酱,搅拌匀。

6. 将拌好的食材盛出,装入盘中即可。

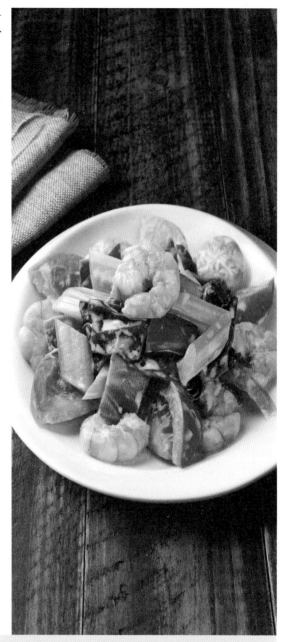

营养功效

本品食材丰富,营养搭配均衡,而且没有经过过度烹饪,营养流失较少,可为高血压患者补充必要的营养,亮丽的色泽看上去让人食欲大开。

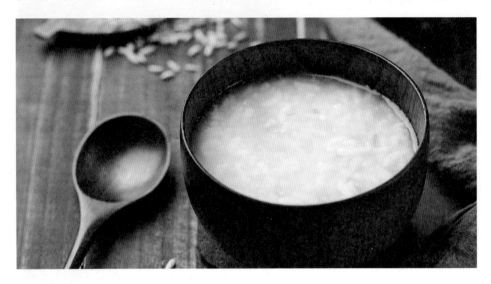

麦芽粥

原料： 水发大米 140 克，麦芽 15 克

做法

1 砂锅中注入适量清水烧热，倒入备好的麦芽、大米，拌匀。

2 盖上盖，烧开后用小火煮约40分钟至熟。

3 揭开盖，搅拌数次。

4 关火后盛出煮好的粥即可。

营养功效

麦芽富含蛋白质、多种氨基酸、膳食纤维、维生素 B_1、维生素 B_2、铁、钾、锌以及谷胱甘肽等营养成分，有助于保护血管健康，预防血压上升。

小米双麦粥

原料：

小米70克，荞麦80克，燕麦40克

做法

1 砂锅中注水烧开。

2 倒入泡好的小米，加入荞麦、燕麦，拌匀。

3 盖上盖，用大火煮开后转小火续煮30分钟至食材熟软。

4 揭盖，搅拌一下。

5 关火后盛出煮好的粥，装碗即可。

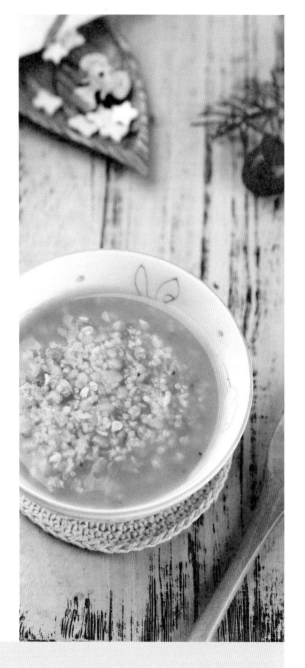

营养功效

荞麦富含维生素P，可以增强血管壁的弹性、韧度和致密性，降低血压；燕麦同样具有降血压的功效，还能降低胆固醇、提神健脑、增强免疫力。

大枣小米粥

原料:

水发小米、大枣各 100 克

做法

1 砂锅中注入适量清水烧热,倒入备好的大枣。

2 盖上盖,用中火煮约 10 分钟,至其变软。

3 揭盖,关火后捞出煮好的大枣,放凉待用。

4 将凉凉后的大枣对半切开。

5 砂锅中注入适量清水烧开,倒入备好的小米。

6 盖上盖,烧开后用小火煮约 20 分钟,至米粒变软。

7 揭盖,倒入大枣,搅散,略煮一小会儿即成。

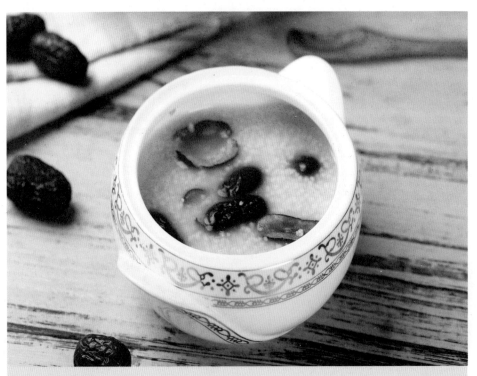

营养功效

大枣中富含黄酮类化合物和芦丁,可以保护和软化血管,降低血压。此外,大枣还具有益气补血、强健脾胃的功效,因此本品特别适合高血压并发贫血患者食用。

黑豆生蚝粥

原料：

水发黑豆 80 克，生蚝 150 克，
水发大米 200 克，姜丝、葱花
各少许

调料：

盐 2 克，芝麻油适量

做法

1 锅中注水烧开，倒入洗好
   的生蚝，汆好后捞出，装盘
   备用。

2 砂锅中注入适量清水，放入
   洗好的黑豆，盖上盖，用大
   火煮开后转小火煮20分钟。

3 揭盖，倒入洗好的大米，拌
   匀，再盖上盖，用大火煮开
   后转小火煮40分钟。

4 揭盖，放入生蚝、姜丝，拌
   匀，盖上盖，续煮20分钟至
   食材熟透。

5 揭盖，加入盐、芝麻油，拌
   匀，盛入碗中，撒上葱花
   即可。

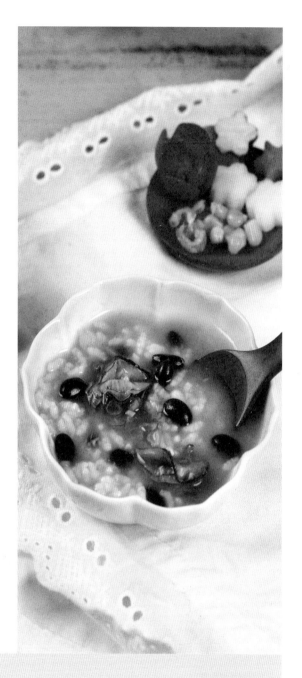

营养功效

生蚝含有的牛磺酸能降低血压和血液中的胆固醇含量，
可预防动脉粥样硬化，搭配有益心脑血管的黑豆，可作
为防治高血压、高脂血症等心脑血管疾病的良方。

炒黄花菜

原料：

水发黄花菜 200 克，彩椒 70 克，蒜末、葱段各适量

调料：

盐 3 克，鸡粉 2 克，料酒 8 毫升，水淀粉 4 毫升，食用油适量

做法

1 黄花菜切去花蒂，彩椒切成条。

2 锅中注水烧开，放入黄花菜，加入少许盐，拌匀，焯好后捞出，沥干水分。

3 用油起锅，放入蒜末、彩椒，略炒片刻，再倒入黄花菜，翻炒均匀。

4 淋入适量料酒，放入少许盐、鸡粉调味。

5 倒入葱段，翻炒均匀，淋入适量水淀粉，快速翻炒均匀，盛出即可。

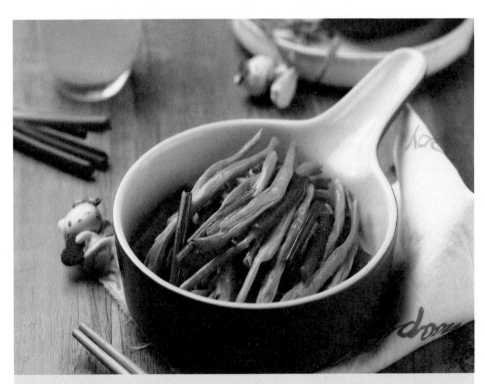

营养功效

黄花菜能显著降低血清胆固醇含量，有利于稳定血压，还具有健脑、抗衰老的功效，常食本品有助于预防高脂血症、高血压及老年痴呆。

蜜汁苦瓜

原料:

苦瓜 130 克

调料:

凉拌醋适量,蜂蜜 40 毫升

做法

1 将苦瓜切开,去除瓜瓤,
用斜刀切成片。

2 锅中注入适量清水烧开,倒
入切好的苦瓜,搅拌片刻,
再煮约 1 分钟。

3 至食材熟软后捞出,沥干
水分,待用。

4 将焯好的苦瓜装入碗中,
倒入备好的蜂蜜,再淋入
适量凉拌醋。

5 搅拌一会儿,至食材入味。

6 取一个干净的盘子,盛出
拌好的苦瓜即成。

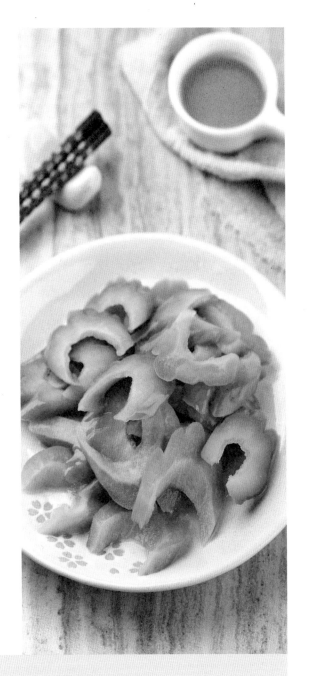

营养功效

苦瓜有保持血管弹性、降低血液中胆固醇浓度的作用,
对缓解高血压、冠心病、动脉粥样硬化等很有益处。本
品加入蜂蜜后中和了苦瓜的苦味,能使口感更佳。

干贝蒸白菜

原料:

白菜 250 克,水发干贝 50 克,蒜末 15 克

调料:

盐 3 克,食用油适量

做法

1 洗净的白菜撕成小块,装盘。

2 泡发好的干贝撕成小块,待用。

3 热锅注油烧热,倒入蒜末,爆香。

4 倒入干贝,炒匀,加入盐,炒匀入味。

5 将炒好的干贝直接铺在白菜上,待用。

6 电蒸锅注水烧开,放入食材,加盖,蒸 10 分钟。

7 揭盖,将蒸好的食材取出即可。

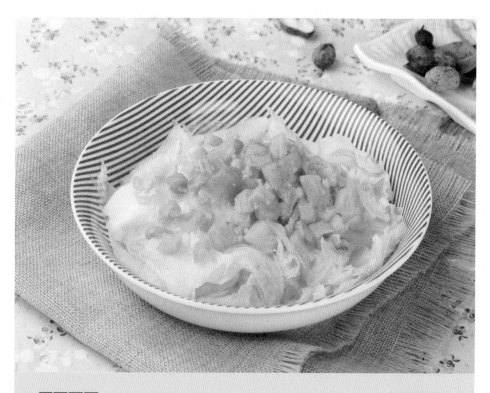

营养功效

干贝是一种高蛋白、低脂肪的食物,与白菜同食有助于降血压、降胆固醇,预防心脑血管疾病的发生,对已患高血压、高脂血症的患者也有很好的食疗作用。

白灼茼蒿

原料：

茼蒿 250 克

调料：

盐、红椒生抽汁各少许，大豆油适量

做法

1 锅中加少许清水烧开。

2 加少许大豆油和盐，搅匀煮沸。

3 倒入洗净的茼蒿，搅拌均匀。

4 煮熟后捞出装盘。

5 淋入红椒生抽汁即可。

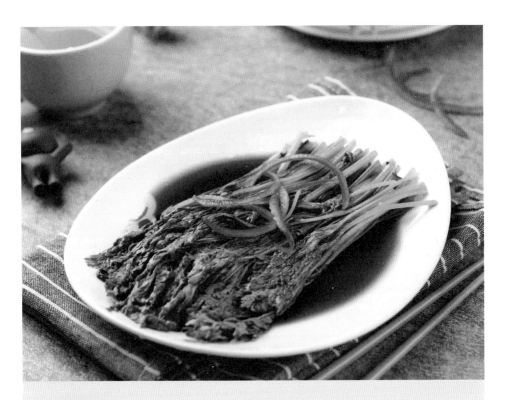

营养功效

茼蒿富含多种营养成分，营养价值很高，其含有的胆碱有降低血压的作用。经常食用本品，不仅有助于降血压，对于增强体质和提高免疫力也很有帮助。

茄汁黄豆

原料：

水发黄豆 150 克，西红柿 95 克，香菜 12 克，蒜末少许

调料：

盐 3 克，生抽 3 毫升，番茄酱 12 克，白糖 4 克，食用油适量

做法

1 洗净的西红柿切成丁，洗好的香菜切成末。

2 锅中注水烧开，倒入黄豆、盐，煮 1 分钟后捞出，沥干水分，待用。

3 用油起锅，倒入蒜末爆香，再放入西红柿、黄豆，炒匀。

4 加入少许清水、盐、生抽、番茄酱和白糖，翻炒调味。

5 盛出炒好的食材，撒上香菜末即可。

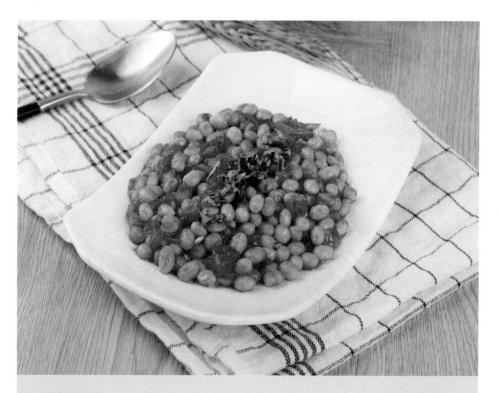

营养功效

黄豆中含有一种特殊的成分——异黄酮，可以有效降低血压和胆固醇，所以常吃本品有预防高血压、高脂血症及血管硬化的功效。

柠檬冬瓜

原料:

冬瓜 600 克,彩椒 50 克,柠檬 1 个

调料:

白糖 30 克,白醋 5 毫升,盐、水淀粉、食用油各适量

做法

1. 柠檬切片,彩椒切条,冬瓜切条。

2. 柠檬片盛入碗中,加入白醋、白糖、盐、水,浸泡 10 分钟,制成柠檬水。

3. 锅中注水烧开,倒入冬瓜条煮 1 分钟至熟,放入彩椒,再煮 1 分钟,捞出备用。

4. 用油起锅,倒入柠檬水,煮沸,倒入水淀粉勾芡,加食用油调匀,制成柠檬稠汁。

5. 取一碗,倒入冬瓜、彩椒、柠檬稠汁,拌匀后装盘,淋上剩余汤汁即可。

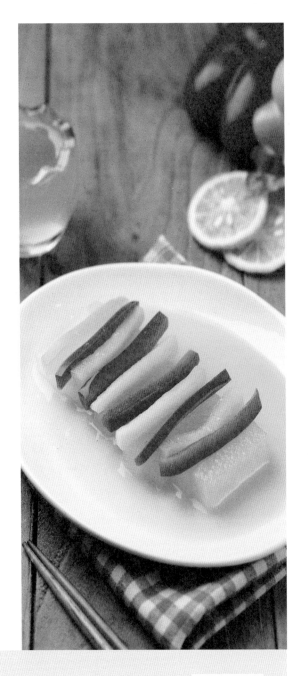

营养功效

冬瓜中的钾含量较高,有助于钠的代谢与排出,因此具有调节血压的功效。食用本品还可以利尿消肿、清热泻火。

大枣蒸冬瓜

原料:

大枣 3 颗,去皮冬瓜 300 克

调料:

蜂蜜 40 克

做法

1 洗净的大枣去核,切细条,改切丁。

2 洗好的冬瓜切大块,底部均匀打上十字刀,均不切断。

3 将切好的冬瓜装盘,倒上切好的大枣。

4 蒸锅注水烧开,放上冬瓜和大枣。

5 加上盖,用中火蒸 20 分钟至熟软。

6 揭开锅盖,取出蒸好的冬瓜和大枣,趁热淋上蜂蜜即可。

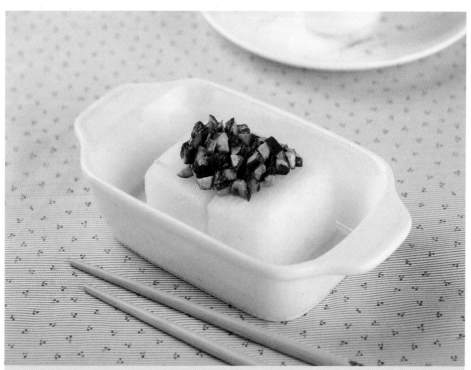

营养功效

本品属于高钾低钠的食物,具有利尿消肿、降低血压、增强心脑血管功能的作用,特别适合高血压、肾病、水肿等患者。

丝瓜鸡蛋汤

原料：

鸡蛋1个，丝瓜120克，虾皮30克，葱花少许

调料：

盐、鸡粉、料酒各少许，食用油适量

做法

1 鸡蛋搅散，制成蛋液；丝瓜去皮切片，待用。

2 锅内倒入适量食用油烧热，放入虾皮，炒匀，再淋入少许料酒，炒匀。

3 锅内注入适量清水，盖上盖，大火煮沸。

4 揭盖，放入丝瓜，盖上盖，用中火煮至丝瓜熟软。

5 揭盖，加入少许盐、鸡粉，拌匀调味。

6 倒入蛋液，边倒边搅拌至蛋花成形。

7 关火后盛出煮好的汤料，撒上葱花即可。

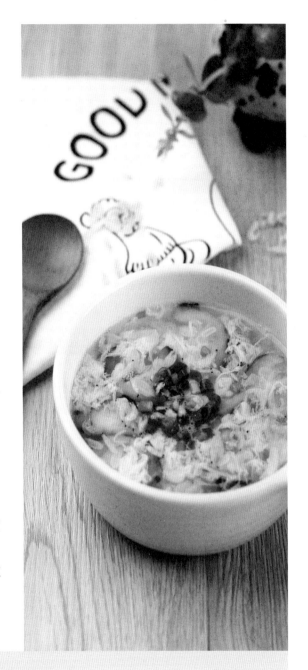

营养功效

丝瓜有降低胆固醇、扩张血管、降低血压的作用，与鸡蛋、虾皮搭配，增香之余，还可丰富营养，可作为控制血压的美味养生菜。

芦笋马蹄藕粉汤

原料：

马蹄肉 50 克，芦笋 40 克，
藕粉 30 克

做法

1 将芦笋去皮、切丁；马蹄肉切成小块。

2 把藕粉装入碗中，倒入适量温开水，调匀，
制成藕粉糊，待用。

3 砂锅中注入适量清水烧热，倒入切好的食材，
拌匀。

4 用大火煮约 3 分钟，至汤汁沸腾。

5 倒入藕粉糊，拌匀，至其溶入汤汁中。

6 关火后盛出煮好的藕粉汤，装入碗中即成。

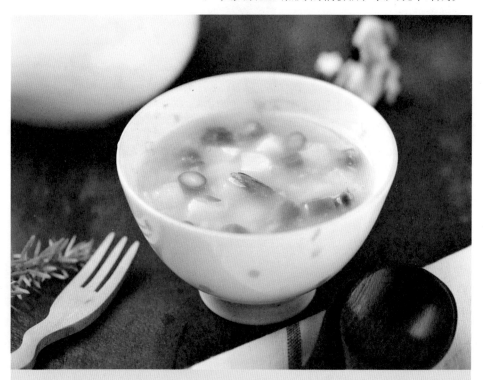

营养功效

本品具有开胃消食、清热解毒、消肿利尿、降脂降压、
提高免疫力等功效，可辅助治疗食欲不振、肥胖、水肿、
高血压、高脂血症等症。

胡萝卜西红柿汤

原料：

胡萝卜 30 克，西红柿 120 克，
鸡蛋 1 个，姜丝、葱花各少许

调料：

盐少许，鸡粉 2 克，食用油适量

做法

1 胡萝卜去皮、切成薄片；西
   红柿切成片。

2 鸡蛋打入碗中，搅拌均匀，
   待用。

3 锅中倒入适量食用油烧热，
   放入姜丝，爆香。

4 倒入胡萝卜片、西红柿片，
   炒匀。

5 注入适量清水，盖上盖，用
   中火煮 3 分钟。

6 揭盖，加入适量盐、鸡粉，
   搅拌至食材入味。

7 倒入备好的蛋液，边倒边搅
   拌，至蛋花成形。

8 关火后盛出煮好的汤料，撒
   上葱花即可。

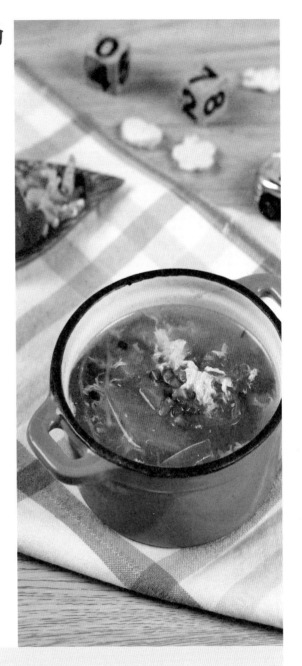

营养功效

胡萝卜含有槲皮素、山柰酚等物质，能增加冠状动脉血
流量，从而降低血压、血脂，且胡萝卜和西红柿都富含
维生素 C，对稳定血压很有帮助。

木耳苹果大枣瘦肉汤

原料：

瘦肉块 80 克，木耳、苹果块
各 30 克，玉米段、胡萝卜块
各 20 克，大枣、姜片各少许，
高汤适量

调料：

盐 2 克

做法

1 锅中注入适量清水烧开，倒入洗净的瘦肉块，
   搅散，汆片刻。

2 捞出汆好的瘦肉，过一次冷水，备用。

3 砂锅倒入适量高汤，倒入瘦肉、木耳、玉米、
   胡萝卜、苹果、大枣、姜片，搅拌均匀。

4 盖上盖，用大火煮 15 分钟，转中火煮 1～3
   小时至食材熟软。

5 揭盖，加少许盐调味，搅拌至食材入味即可。

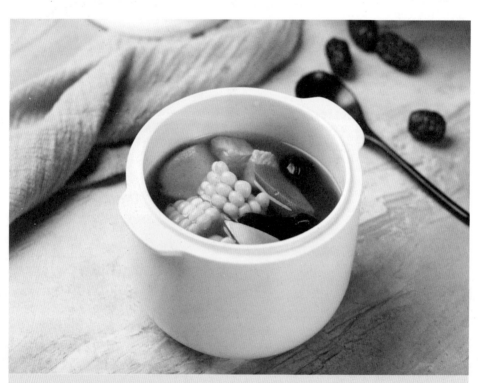

营养功效

本品包含有益血管健康的多种食材，可有效改善血压、
血脂状况，还能益气补虚，预防便秘，十分适合营养不
良、高脂血症、高血压患者食用。

木耳枸杞蒸蛋

原料:

鸡蛋2个,木耳1朵,水发枸
杞少许

调料:

盐2克

做法

1 洗净的木耳切粗条,改切
   成块。

2 取一只碗,打入鸡蛋,加入
   盐,搅散。

3 倒入适量温水,加入木耳,
   拌匀。

4 蒸锅注入适量清水烧开,放
   上碗。

5 加盖,中火蒸10分钟至熟。

6 揭盖,关火后取出蒸好的
   鸡蛋。

7 放上枸杞即可。

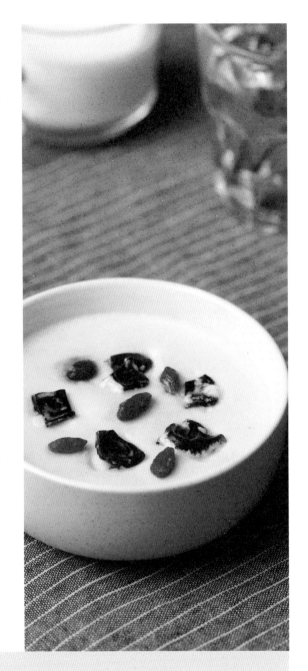

营养功效

木耳是保护心血管的优质食材,常食能减少血液凝块,
抑制血栓形成。搭配具有滋补作用的鸡蛋、枸杞,是高
血压患者不可错过的养生美食。

菠菜蒸蛋羹

原料：

菠菜 25 克，鸡蛋 2 个

调料：

盐、鸡粉各 2 克，芝麻油适量

做法

1 择洗好的菠菜切碎，待用。

2 鸡蛋打入碗中，用筷子搅散打匀。

3 在蛋液中倒入备好的清水，搅匀。

4 放入盐、鸡粉，搅匀调味，再放入菠菜碎。

5 备好电蒸锅烧开，将蛋液放入，盖上锅盖，将时间旋钮调至 10 分钟。

6 掀开锅盖，将蛋羹取出，淋上适量芝麻油即可。

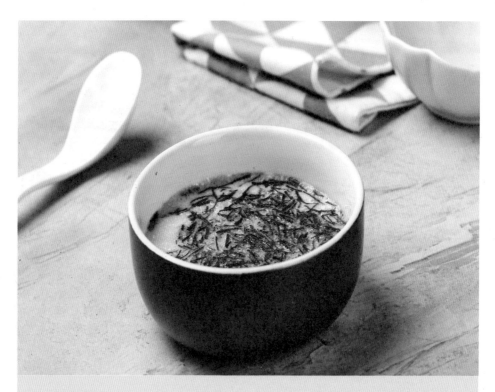

营养功效

菠菜富含钾，可以促进人体内钠的排出，有效降低血压，与营养丰富的鸡蛋搭配制成本品，还可预防贫血、营养不良，适合高血压患者食用。

蛋黄鱼片

原料：

草鱼 300 克，鸡蛋 3 个，葱花
少许

调料：

盐、味精、水淀粉、胡椒粉、
熟油、鸡粉各适量

做法

1　将处理好的草鱼切片，加
　　盐、味精、水淀粉、熟油，
　　拌匀，腌渍 10 分钟。

2　鸡蛋打入碗内，留蛋黄，加
　　盐、鸡粉，倒入少许温水拌
　　匀，再加胡椒粉、熟油拌匀。

3　将蛋液盛入盘中，放入烧开
　　的蒸锅中，盖上盖，慢火蒸
　　5 分钟。

4　揭盖，将鱼片铺在蛋羹上，
　　盖上盖，再蒸 1 分钟。

5　取出蒸好的蛋黄鱼片，撒上
　　葱花、浇上熟油即成。

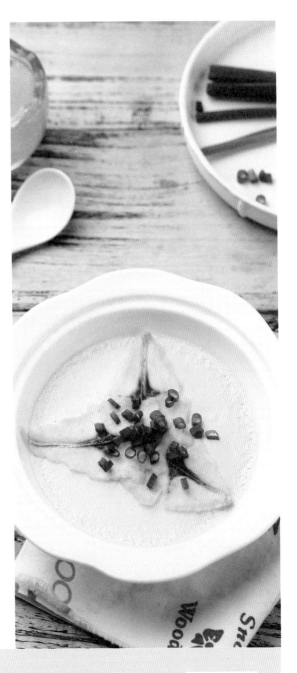

营养功效

草鱼含有丰富的不饱和脂肪酸，对血液循环有利，是对
心血管疾病患者有益的食物。本品口感嫩滑，有营养、
好消化，身体瘦弱、食欲不振的人也可经常食用。

薯泥鱼肉

原料：

土豆 150 克，草鱼肉 80 克

做法

1 处理干净的草鱼肉、土豆切成片，装入蒸盘。

2 将蒸盘放入烧开的蒸锅中，盖上盖，用中火蒸 15 分钟至熟。

3 揭盖，把蒸熟的鱼肉和土豆取出。

4 取榨汁机，选搅拌刀座组合，放入土豆、鱼肉。

5 拧紧刀座，选择"搅拌"功能，把鱼肉和土豆搅成泥状。

6 把鱼肉土豆泥倒入碗中即可。

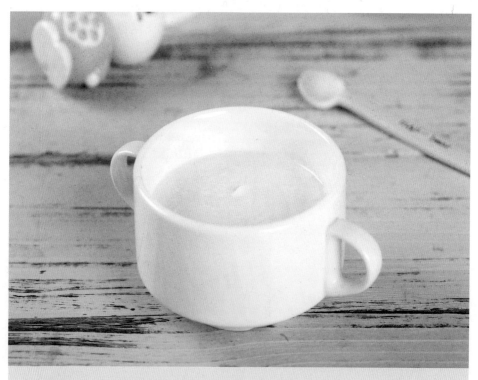

营养功效

本品营养丰富，有滋补开胃、促进血液循环、增强抵抗力的功效，尝起来嫩而不腻，而且没有添加调味品，高血压患者可常食。

茭白炒鸡蛋

原料：

茭白200克，鸡蛋3个，葱花少许

调料：

盐、鸡粉各3克，水淀粉5毫升，食用油适量

做法

1　洗净去皮的茭白对半切开，切成片。

2　鸡蛋打入碗中，加少许盐、鸡粉，打散调匀。

3　锅中注水烧开，加少许盐、食用油，倒入茭白，搅散，煮半分钟至其断生，捞出备用。

4　炒锅注油烧热，倒入蛋液，炒至熟，盛出。

5　锅底留油，将茭白倒入锅中，翻炒片刻。

6　放入盐、鸡粉，炒匀，倒入蛋液，略炒几下。

7　加入葱花，翻炒均匀，淋入适量水淀粉，快速翻炒均匀，盛出即可。

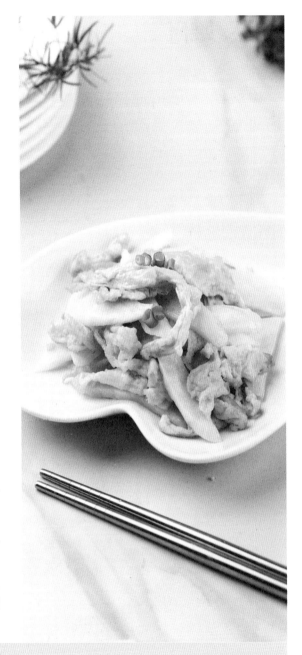

营养功效

茭白含有有机氮素，有助于稳定血压，而且茭白热量低、水分高，食后易有饱足感，能促进减肥，搭配鸡蛋炒制营养更丰富，适合高血压并发肥胖患者食用。

西芹炒虾仁

原料：

西芹150克，红椒10克，
虾仁100克，姜片、葱段各
少许

调料：

盐、鸡粉各2克，水淀粉、
料酒、食用油各适量

做法

1. 西芹、红椒切成段；虾仁去除虾线，装入碗中，
放入盐、鸡粉、水淀粉，拌匀腌渍。

2. 锅中注水烧开，加盐、食用油、西芹，煮约
半分钟，放入红椒，续煮约半分钟，捞出。

3. 锅中倒入虾仁，汆至其呈淡红色，捞出。

4. 用油起锅，倒入姜片、葱段，爆香，放入虾仁、
料酒，炒香，倒入西芹、红椒，翻炒均匀。

5. 放入盐、鸡粉调味，倒入水淀粉勾芡即可。

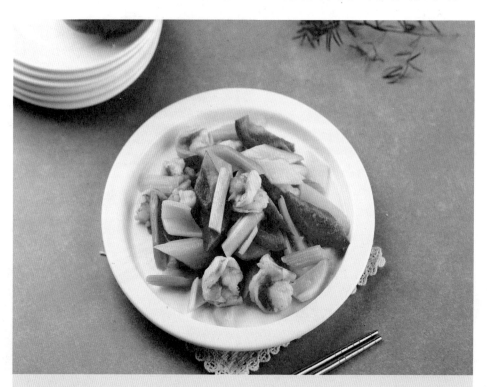

营养功效

西芹具有增进食欲、降低血压、清肠利便、促进血液循
环等功效。虾仁不仅可以降血压，还能提供丰富的营养。
常吃本品，对高血压患者有很好的食疗作用。

山楂炒肉丁

原料：

猪瘦肉 150 克，山楂 30 克，
香菇 40 克，姜片、葱段各少许

调料：

盐、鸡粉各 2 克，料酒 4 毫升，
水淀粉 8 毫升，食用油适量

做法

1. 山楂去核、切块；香菇切块；猪瘦肉切丁。

2. 将猪瘦肉丁装碗，加盐、鸡粉、水淀粉、食用油，腌渍 10 分钟。

3. 锅中注水烧开，加盐、鸡粉，略煮片刻，放入山楂、香菇，煮至断生，捞出。

4. 热锅注油，倒入姜片、葱段，爆香。

5. 放入猪瘦肉丁，快速翻炒 1 分 30 秒左右。

6. 淋入料酒，炒匀，再倒入山楂、香菇、鸡粉、盐，炒匀调味，淋入水淀粉勾芡即成。

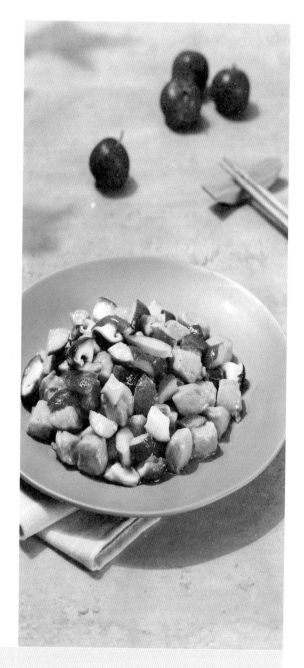

营养功效

本品具有防止血管硬化及降压的作用，还有增强食欲、促进消化、调节血脂的功能，适合食欲不振、高血压、高脂血症等患者食用。

核桃姜醋

原料：

嫩姜 65 克，核桃仁 12 克

调料：

红米醋 450 毫升

做法

1 将洗净的嫩姜用斜刀切厚片，备用。

2 砂锅置旺火上，倒入备好的红米醋。

3 放入姜片，倒入洗净的核桃仁，搅拌匀。

4 盖上盖，烧开后用小火煮约 20 分钟，至食材熟透。

5 揭盖，搅拌几下，关火后盛出煮好的汤汁即可。

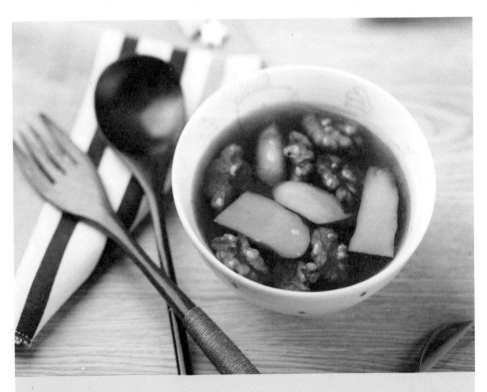

营养功效

核桃仁有降低胆固醇、防止动脉粥样硬化的作用，嫩姜可促进血液循环、降低血压，醋能软化血管，三者搭配制成的核桃姜醋，是非常适合高血压患者的养生饮品。

苹果樱桃汁

原料：

苹果 130 克，樱桃 75 克

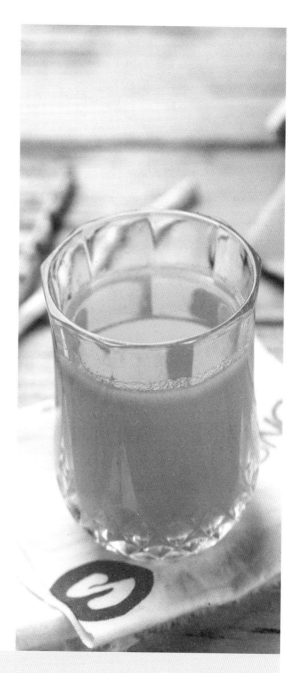

做法

1 洗净去皮的苹果切开，去核，把果肉切小块。

2 洗好的樱桃去蒂，切开，去核，备用。

3 取榨汁机，选择搅拌刀座组合，倒入备好的苹果、樱桃。

4 注入少许矿泉水，盖好盖子。

5 选择"榨汁"功能，榨取果汁。

6 断电后揭开盖，将果汁倒入杯中即可。

营养功效

苹果富含果胶、钾和膳食纤维，可降低血液中的胆固醇含量，还能预防便秘；樱桃可促进血红蛋白再生，防治缺铁性贫血，增强体质，与苹果搭配，既降压又补血。

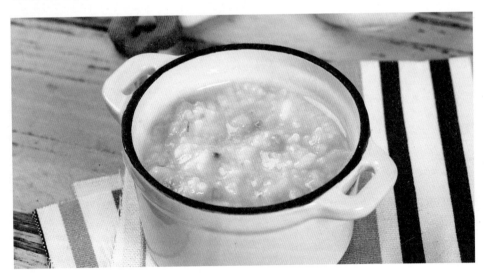

香蕉粥

原料： 去皮香蕉 250 克，水发大米 400 克

做法

1 将备好的去皮香蕉切丁。

2 砂锅中注入适量清水烧开，倒入大米，拌匀。

3 加盖，大火煮 20 分钟至熟。

4 揭盖，放入切好的香蕉。

5 加盖，续煮 2 分钟至食材熟软。

6 揭盖，搅拌均匀。

7 关火，将煮好的粥盛出，装入碗中即可。

营养功效

香蕉富含大量的膳食纤维、维生素C和钾，有促进肠胃蠕动、利水减肥、降低血压的作用，与大米一起熬成粥，味道独特，营养更易被人体吸收。

草莓牛奶燕麦粥

原料：

燕麦 130 克，草莓 25 克，脱脂
牛奶 50 毫升

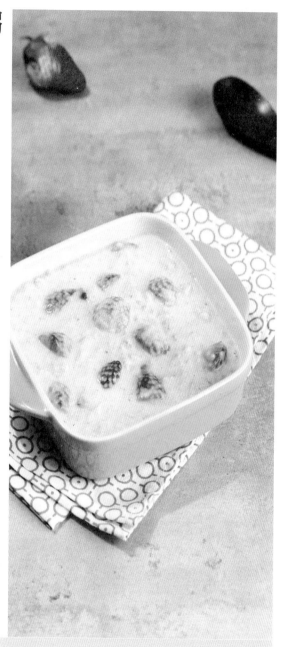

做法

1 备好的草莓切块，待用。

2 砂锅中注入适量清水烧开，
   倒入燕麦，搅散。

3 盖上盖，烧开后转小火煮约
   30 分钟至燕麦熟透。

4 揭盖，快速搅动几下，倒
   入脱脂牛奶，拌匀，煮出
   奶香味。

5 倒入切好的草莓，搅散，
   拌匀。

6 关火后盛出煮好的粥，装在
   碗中即可。

营养功效

本品具有促进消化、降血压、降低胆固醇等功效，而且燕麦富含膳食纤维，
食用后会增加饱腹感，便于控制食欲，非常适合患有高血压、高脂血症、肥
胖的患者食用。

南瓜西红柿面疙瘩

原料：

南瓜 75 克，西红柿 80 克，
面粉 120 克，茴香叶末少许

调料：

盐 2 克，鸡粉 1 克，食用油
适量

做法

1 西红柿切小瓣；南瓜去皮、切片。

2 面粉装入碗中，加盐，分次注入清水，拌匀，
倒入少许食用油，拌成稀糊状。

3 砂锅注水烧开，加少许盐、食用油、鸡粉，
倒入南瓜片，搅拌匀，盖上盖，煮至其断生。

4 倒入西红柿，烧开后小火煮约 5 分钟，倒入
面糊，搅成疙瘩状。

5 继续拌煮一会儿，盛出，撒上茴香叶末即可。

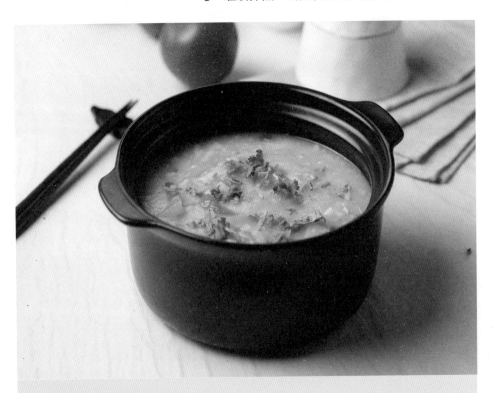

营养功效

南瓜和西红柿都有很好的降胆固醇作用，可以有效地预
防高血压及其并发症，减缓心血管疾病的发展。

大枣黑米粥

原料:

大米 60 克,黑米、莲子各 20
克,大枣 10 克,枸杞少许

做法

1 砂锅中注入适量清水烧开,
倒入大米。

2 放入黑米、大枣、莲子,
拌匀。

3 盖上盖,用小火煮 1 小时
至食材熟透。

4 撒入枸杞,拌匀。

5 关火后盛出煮好的粥,装入
碗中即可。

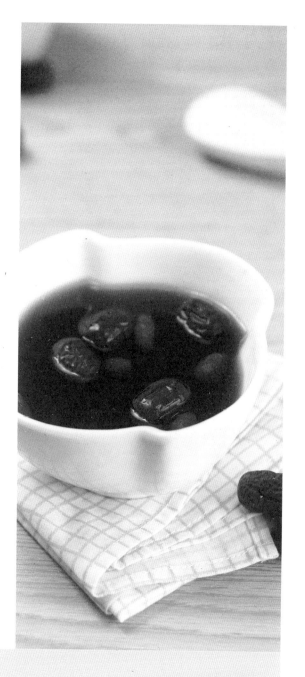

营养功效

黑米中含有钾、镁及黄酮类活性物质,能维持血管正常的渗透压,与同样具
有降压作用的莲子一起熬成软糯的粥,对高血压患者有一定的食疗作用。

花生汤

原料：

牛奶 218 毫升，枸杞 7 克，

水发花生 186 克

调料：

冰糖 46 克

做法

1 将花生剥皮，留花生仁。

2 热锅注水煮沸，放入花生仁，搅拌一会儿。

3 盖上锅盖，转小火焖煮 30 分钟。

4 待花生焖干水分，倒入牛奶、冰糖，搅拌均匀。

5 加入枸杞煮沸。

6 烹制好后，关火，将食材捞起，放入备好的碗中即可。

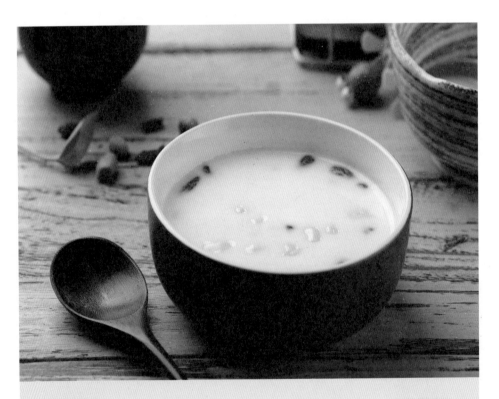

营养功效

花生含有蛋白质、不饱和脂肪酸、卵磷脂、胡萝卜素、维生素 A、胆碱、钙等营养成分，对于心脏病、高血压和脑溢血患者有很好的食疗作用。

金针菇白菜汤

原料：

白菜心 55 克，金针菇 60 克，
淀粉 20 克

调料：

芝麻油少许

做法

1 白菜心细细切碎，金针菇切
成小段，待用。

2 往淀粉中加入适量的清
水，搅拌均匀，即成水淀
粉，待用。

3 奶锅注水烧开，倒入白菜
心、金针菇。

4 搅拌片刻，持续加热，煮至
汤汁减半。

5 倒入水淀粉，搅拌至汤汁
浓稠。

6 淋上少许芝麻油，拌匀。

7 关火后将煮好的汤盛入碗
中即可。

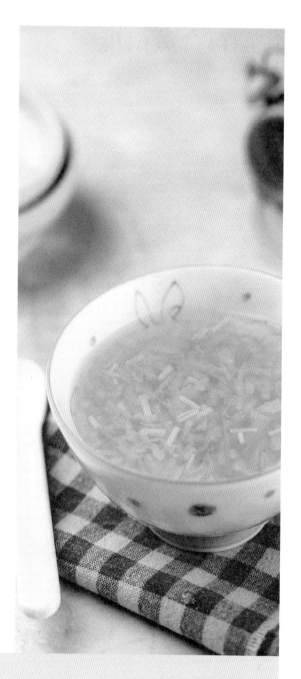

营养功效

金针菇是高钾低钠食物，可防治高血压，还能防癌抗癌；
白菜富含维生素C，能抑制血脂升高，防治心脑血管疾病。
本品是高血压患者的调养佳品。

冰糖百合蒸南瓜

原料：

南瓜条 130 克，鲜百合 30 克

调料：

冰糖 15 克

做法

1 把南瓜条装在蒸盘中。

2 放入洗净的鲜百合，撒上冰糖，待用。

3 备好电蒸锅，放入蒸盘。

4 盖上盖，蒸约 10 分钟，至食材熟透。

5 断电后揭盖，取出蒸盘即可。

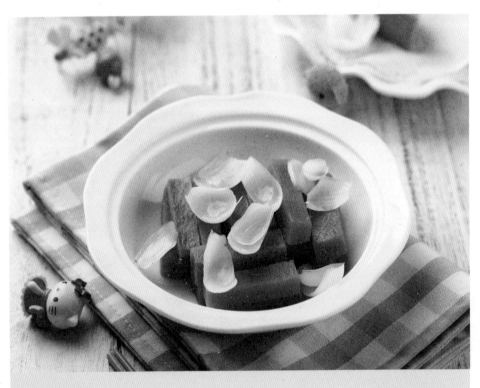

营养功效

南瓜、百合都是营养丰富的食材，南瓜有清热利尿、润肠通便、降血压等功效，百合可以清心安神，将两者搭配蒸食，不但味道香甜，营养也能有效保留。

蜂蜜蒸木耳

原料：

水发木耳15克，枸杞少许

调料：

红糖、蜂蜜各少许

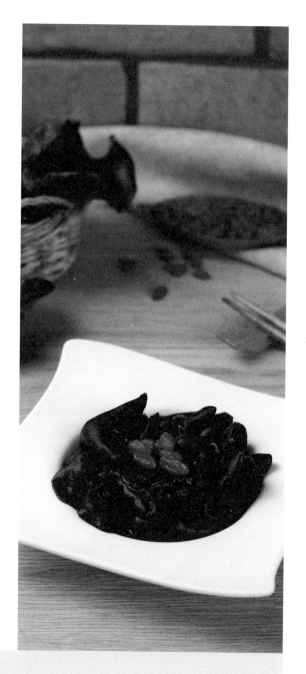

做法

1 取一个碗，倒入洗好的木耳。

2 碗中加入少许蜂蜜、红糖，搅拌均匀，倒入蒸盘，备用。

3 蒸锅上火烧开，放入蒸盘。

4 盖上锅盖，用大火蒸20分钟至其熟透。

5 关火后揭开锅盖，将蒸好的木耳取出。

6 撒上少许枸杞点缀即可。

营养功效

木耳中富含多糖和卵磷脂，能清除血管中多余的脂肪，从而起到畅通血管、预防动脉粥样硬化和高血压的作用。与红糖、蜂蜜调味后蒸食，不仅味道更好，营养也全面。

清炒莴笋片

原料:

莴笋 500 克,胡萝卜少许

调料:

盐 3 克,鸡粉、白糖、食用
油各适量

做法

1 将莴笋去皮,切成菱形片;胡萝卜切成薄片,
装盘备用。

2 热锅注油,倒入切好的食材,快速拌炒匀。

3 加入适量盐、鸡粉。

4 再放入适量白糖,拌炒至入味。

5 将锅中材料盛出,装入盘中即可。

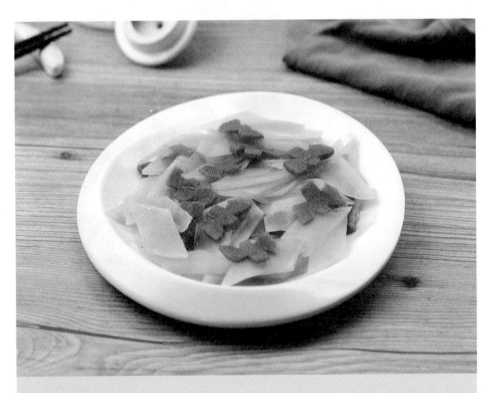

营养功效

莴笋具有强心、利尿、降血压、促进肠胃蠕动等作用,
非常适合心脑血管疾病患者食用,加少许胡萝卜点缀,
降压效果更佳。

清炒芦笋

原料：

芦笋 150 克

调料：

盐、味精、白糖各 3 克，水淀粉 10 毫升，料酒 3 毫升，食用油适量

做法

1 把洗净的芦笋去皮，切成 3 厘米长的小段。

2 锅中加约 1000 毫升清水，加少许食用油。

3 倒入切好的芦笋，煮沸后捞出备用。

4 用油起锅，倒入焯水后的芦笋，炒匀。

5 淋入料酒炒香。

6 加入适量盐、味精、白糖，炒匀调味。

7 倒入少许水淀粉勾芡。

8 继续在锅中翻炒至熟透，盛出即可。

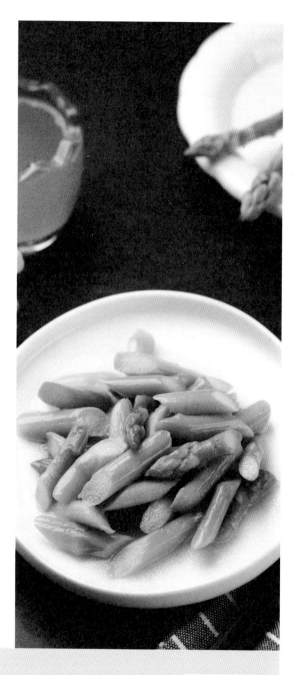

营养功效

芦笋具有清热利尿的功效，能帮助人体排出多余的钠元素，从而降低血压，常吃芦笋还能增加人体对葡萄糖的摄取量，降低血糖，有效预防高血压并发糖尿病。

芝麻菠菜

原料:

菠菜 100 克，芝麻适量

调料:

盐、芝麻油各适量

做法

1 洗好的菠菜切成段。

2 锅中注入适量的清水，大火烧开。

3 倒入菠菜段，搅匀，煮至断生。

4 将菠菜段捞出，沥干水分，待用。

5 菠菜段装入碗中，撒上芝麻、盐、芝麻油。

6 搅拌片刻，使食材入味。

7 将拌好的菠菜装入盘中即可。

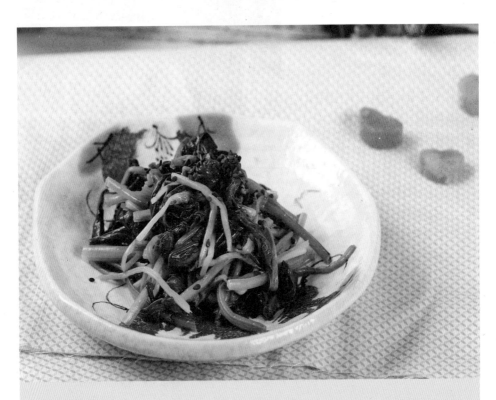

营养功效

吃菠菜的好处很多，既能降低血压、血脂，还能促进胃肠蠕动，预防便秘，此外还可增强人的抗病能力，搭配具有降胆固醇作用的芝麻，降脂、降压的功效更佳。

花生拌菠菜

原料:

水发花生米70克,菠菜150克,
红椒15克

调料:

盐3克,鸡粉少许,生抽3毫升,
食用油适量

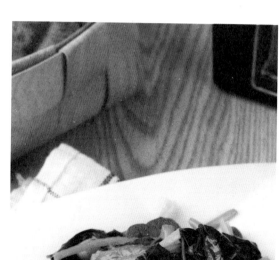

做法

1 将菠菜切成两段,红椒切
   成圈。

2 锅中注水烧开,加入少许食
   用油。

3 放入菠菜,煮约1分钟至熟,
   捞出。

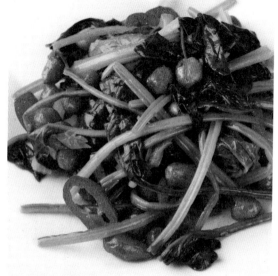

4 油锅烧至三成热,倒入花生
   米,炸约2分钟至其呈米
   黄色,捞出待用。

5 将菠菜、红椒圈放入碗中,
   加入适量盐、鸡粉,搅拌均
   匀,再淋入少许熟油,拌匀。

6 加入花生米,拌匀,最后
   倒入少许生抽,拌匀入味
   即可。

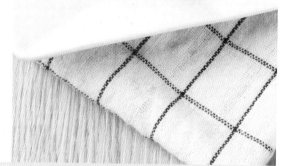

营养功效

花生富含不饱和脂肪酸,有降低胆固醇、软化血管的作用;菠菜同样是对
心血管疾病患者十分有益的食材,两者搭配食用,有助于防治高血压等心
血管疾病。

菠菜炒鸡蛋

原料：

菠菜 65 克，鸡蛋 2 个，彩椒 10 克

调料：

盐、鸡粉各 2 克，食用油适量

做法

1 洗净的彩椒去籽，切成丁；菠菜切成粒。

2 鸡蛋打入碗中，加入适量盐、鸡粉。

3 搅匀打散，制成蛋液，待用。

4 用油起锅，倒入蛋液，翻炒均匀。

5 加入彩椒，翻炒匀。

6 倒入菠菜粒，炒至食材熟软。

7 关火后盛出炒好的菜肴，装入盘中即可。

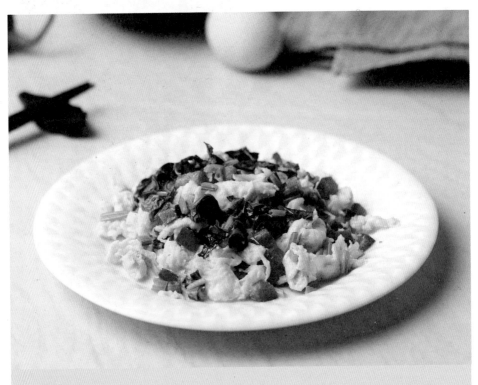

营养功效

鸡蛋和菠菜都是富含多种营养成分的食材，只需简单炒制就能发挥很好的养生功效，不仅有助于防止血压升高，还具有增强免疫力等功效。

红薯鸡肉沙拉

原料：

白薯、红心红薯各 60 克，鸡胸
肉 70 克

调料：

葡萄籽油适量

做法

1 洗净去皮的白薯切成条，再
切成丁。

2 洗净去皮的红心红薯切成
条，再切成丁。

3 洗净的鸡胸肉切成条，再切
成丁，待用。

4 锅中注入适量的清水，大火
烧开。

5 倒入白薯丁、红心红薯丁、
鸡肉丁，搅拌均匀。

6 盖上锅盖，大火煮 10 分钟
至熟。

7 掀开锅盖，淋上少许葡萄
籽油。

8 搅拌片刻，使食材入味，盛
入盘中即可。

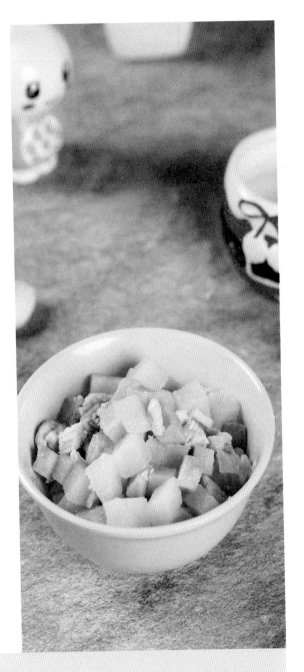

营养功效

本品具有补虚益气、润肠通便、健脾强肾、降脂降压、增强体质等功效，
非常适合体虚乏力、高脂血症、高血压、便秘等患者食用。

白萝卜汁

原料:

新鲜白萝卜 1/4 个

做法

1 白萝卜去皮,从中切成两半,再切成片,装碗备用。

2 将切好的萝卜片放入沸水中,煮10~15分钟。

3 出锅装碗,晾温后即可饮用。

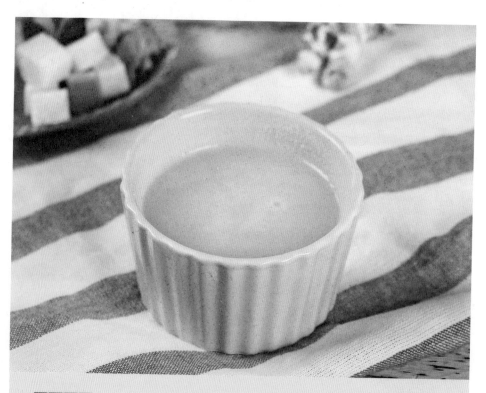

营养功效

白萝卜营养价值很高,常吃白萝卜可降低血脂、软化血管、稳定血压,还可预防冠心病、动脉硬化、高脂血症、高血压等疾病。

胡萝卜梨汁

原料:

雪梨 150 克,胡萝卜 70 克

调料:

蜂蜜 10 克

做法

1 将洗净的雪梨去皮,切瓣,去核,切成小块。

2 洗净去皮的胡萝卜切条,改切成丁,备用。

3 取榨汁机,选择搅拌刀座组合,把切好的食材放入搅拌杯中,加入适量矿泉水,盖上盖。

4 通电后选择"榨汁"功能,榨出蔬果汁。

5 断电后揭盖,加入蜂蜜,盖上盖子,通电后再搅拌一会儿。

6 断电后将榨好的蔬果汁盛入杯中即可。

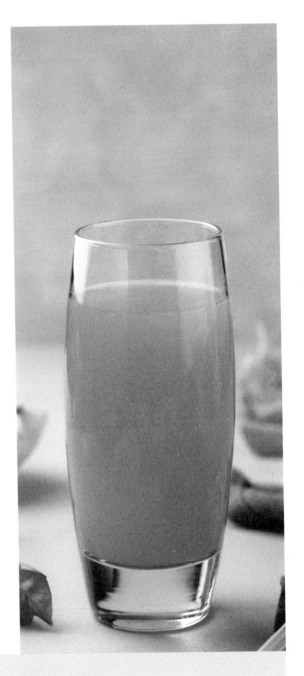

营养功效

梨所富含的B族维生素能增强血管弹性、保护心脏、降低血压;胡萝卜也具有降低血压、血脂的功效,常饮本品有利于血压恢复正常,保护心血管健康。

猕猴桃橙奶

原料:

橙子肉 80 克, 猕猴桃 50 克,
牛奶 150 毫升

做法

1 将洗净去皮的猕猴桃切片, 再切条, 改切成丁。

2 去皮的橙子肉切成小块。

3 取榨汁机, 选搅拌刀座组合, 杯中倒入切好的橙子、猕猴桃, 再倒入适量牛奶。

4 盖上盖子, 选择"搅拌"功能, 将杯中食材榨成汁。

5 把榨好的猕猴桃橙奶汁倒入杯中即可。

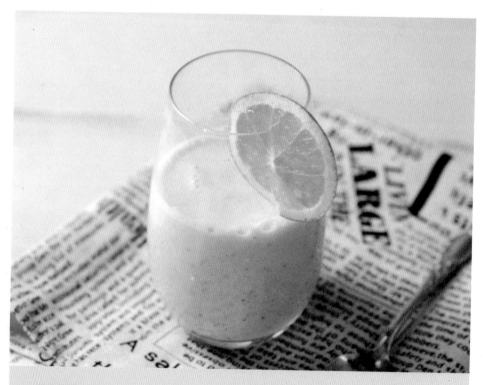

营养功效

本品含有丰富的维生素 C, 可以维持血流畅通、血管健康, 另外本品富含纤维素和果胶, 可降低血液中的胆固醇浓度, 常饮本品对高血压、高脂血症患者有较好的食疗作用。

牛奶豆浆

原料:

水发黄豆 50 克, 牛奶 20 毫升

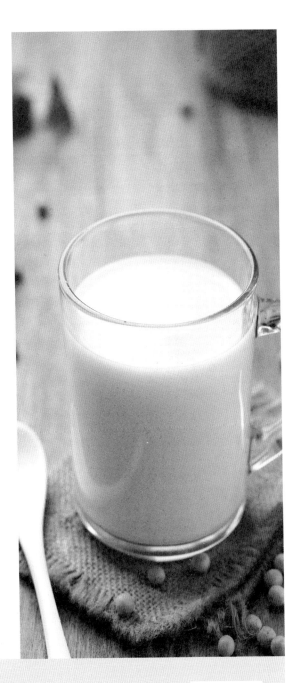

做法

1. 将已浸泡 8 小时的黄豆倒入碗中, 注入适量清水, 搓洗干净后倒入滤网中, 沥干水分。

2. 将黄豆、牛奶倒入豆浆机中, 注入适量清水, 至水位线即可。

3. 盖上豆浆机机头, 选择"五谷"程序, 再选择"开始"键, 开始打浆。

4. 待豆浆机运转约 15 分钟, 即成豆浆。

5. 把煮好的豆浆用滤网滤出, 装入杯中即可。

营养功效

牛奶营养丰富, 具有保护心血管、增强免疫力的作用; 黄豆富含不饱和脂肪酸和异黄酮, 可预防高血压及血管硬化, 因此饮用本品对心血管健康有益。

果味酸奶

原料：

酸奶 250 毫升，苹果 35 克，
草莓 25 克

做法

1 洗好的草莓切成小瓣，再切成小块。

2 洗净的苹果切开，去核、去皮，切成条形，
再切成小块，备用。

3 将酸奶倒入碗中，放入切好的草莓、苹果。

4 将食材搅拌均匀。

5 把拌好的食材倒入杯中即可。

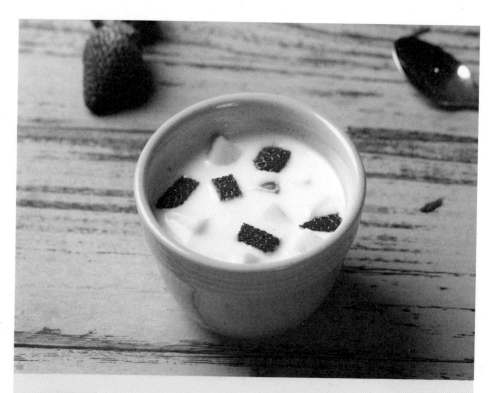

营养功效

酸奶富含钙质，可以强化、扩张动脉血管，从而降低血
压；草莓和苹果中含有丰富的维生素C，可以降低血脂、
控制血压，高血压、高脂血症患者可经常食用本品。

鸡蛋玉米羹

原料：
玉米粉 100 克，黄油 30 克，
鸡蛋液 50 克

调料：
水淀粉适量

做法

1 砂锅中注入适量清水烧
  开，倒入黄油，拌匀，煮
  至溶化。

2 放入玉米粉，拌匀。

3 盖上盖，烧开后用小火煮约
  15 分钟至食材熟软。

4 揭开盖，加入适量水淀粉
  勾芡。

5 倒入备好的蛋液。

6 拌匀，煮至蛋花成形。

7 关火后盛出煮好的玉米羹
  即可。

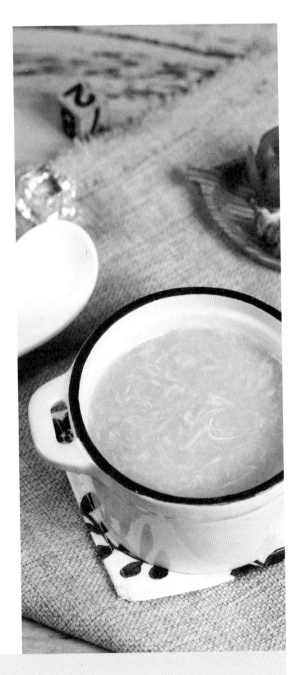

营养功效

玉米粉含有卵磷脂、亚油酸、谷物醇、维生素E等营养
成分，具有降血压、降血脂、抗动脉硬化等多种保健功
效，搭配鸡蛋做成羹，清淡又营养。

四周降压食谱推荐

人们因体重、工作强度等方面的不同，每日所需总热量也不同。下面为高血压人群推荐四周降压食谱，以供参考。

第一周

周一	早餐	山药鸡汤面（山药 30 克，鸡汤 200 毫升，面条 75 克）；荷包蛋（鸡蛋 1 个）；清炒菜心（菜心 70 克）
	中餐	米饭（大米 100 克）；黄花菜鲫鱼汤（黄花菜、鲫鱼各 50 克）；姜汁芥蓝烧豆腐（芥蓝 100 克，豆腐 70 克）
	晚餐	栗子小米粥（板栗 20 克，小米 30 克，大米 45 克）；西葫芦炒肉片（西葫芦 80 克，猪瘦肉 30 克）；白灼秋葵（秋葵 80 克）
周二	早餐	香菇白菜肉包（面粉 75 克，鲜香菇 20 克，猪瘦肉 30 克，大白菜 60 克）；小米豆浆 200 毫升
	中餐	南瓜薏米饭（南瓜 40 克，薏米 20 克，大米 80 克）；西红柿炒花菜（红椒 10 克，西红柿 70 克，花菜 80 克）；红焖兔肉（兔肉 80 克）
	晚餐	全麦面包（面粉 75 克）；金枪鱼鲜蔬沙拉（金枪鱼 40 克，圣女果、紫甘蓝、生菜、黄瓜各 30 克）；醋熘土豆丝（土豆 100 克）
周三	早餐	玉米窝头（面粉 45 克，玉米粉 30 克）；黑芝麻莴笋丝（黑芝麻 10 克，莴笋 60 克）；花生大枣豆浆 200 毫升
	中餐	什锦炒饭（黄瓜、上海青、胡萝卜各 30 克，鸡蛋 1 个，大米 100 克）；土豆蒸排骨（土豆 60 克，排骨 70 克）；清炒荷兰豆（荷兰豆 60 克）
	晚餐	芝麻烧饼（面粉 75 克）；肉末豆角烧茄子（肉末 30 克，豆角、茄子各 60 克）；上汤娃娃菜（枸杞 5 克，娃娃菜 100 克）

周四	早餐	紫菜汤馄饨（紫菜10克，香菇20克，玉米、马蹄各40克，面粉75克）；水煮蛋（鸡蛋1个）
	中餐	大米饭（大米100克）；鸭血豆腐粉丝汤（鸭血20克，豆腐60克，粉丝40克）；黄瓜鸡片（黄瓜100克，鸡肉50克）
	晚餐	葱花卷（葱10克，面粉75克）；肉末橄榄菜炒茭白（猪瘦肉、橄榄菜各30克，茭白70克）；拌苋菜（苋菜80克）
周五	早餐	西葫芦鸡蛋饼（西葫芦30克，鸡蛋1个，面粉75克）；凉拌海带丝（海带50克）；脱脂牛奶250毫升
	中餐	米饭（大米100克）；芹菜炒牛肉（芹菜80克，牛肉50克）；胡萝卜炒西蓝花（胡萝卜、西蓝花各80克）
	晚餐	青豆鸡丁饭（青豆20克，鸡肉50克，大米100克）；清炒红薯叶（红薯叶60克）；芦笋扒冬瓜（芦笋、冬瓜各50克）
周六	早餐	芝麻烧饼（芝麻5克，面粉75克）；紫菜蛋花汤（紫菜10克，鸡蛋1个）；小葱拌豆腐（葱10克，豆腐65克）
	中餐	红豆饭（红豆40克，大米60克）；西芹炒虾仁（西芹90克，虾仁50克）；双菇烩丝瓜（杏鲍菇、口蘑各30克，丝瓜100克）
	晚餐	松仁玉米饭（松仁10克，玉米40克，大米75克）；手撕鸡（红椒10克，鸡肉50克）；炝炒红菜薹（红菜薹100克）
周日	早餐	苦瓜蛋饼（苦瓜60克，鸡蛋1个，面粉75克）；枸杞核桃豆浆200毫升；醋泡花生米（花生40克）
	中餐	山药焖饭（山药、大米各100克）；小炒乳鸽（鸽肉60克，木耳15克，彩椒30克）；芥菜黄瓜汤（芥菜、黄瓜各50克）
	晚餐	荞麦馒头（荞麦粉75克）；芹菜香干（芹菜65克，香干40克）；空心菜鱼丸汤（空心菜50克，鱼肉40克）

第二周

周一	早餐	奶香玉米饼（脱脂牛奶100毫升，玉米面30克，面粉45克）；牛奶黑米汁150毫升；枸杞拌菠菜（枸杞10克，菠菜100克）
	中餐	鸡蛋炒饼（鸡蛋1个，饼丝100克）；茭白胡萝卜烧鸭（茭白、胡萝卜各50克，鸭肉60克）；香菇上海青（香菇20克，上海青80克）
	晚餐	燕麦饭（燕麦35克，大米40克）；蒜香海带炒肉片（海带50克，猪瘦肉40克）；丝瓜山药青豆汤（丝瓜80克，山药50克，青豆20克）
周二	早餐	南瓜饼（南瓜50克，面粉75克）；绿豆豆浆200毫升；清炒莴笋叶（莴笋叶60克）
	中餐	荞麦葱卷（荞麦粉30克，面粉50克）；薏米冬瓜排骨汤（薏米20克，冬瓜80克，排骨50克）；洋葱木耳炒鸡蛋（洋葱、水发木耳各50克，鸡蛋1个）
	晚餐	菠萝炒饭（菠萝30克，大米75克）；西芹腰果炒虾仁（西芹60克，腰果20克，虾仁50克）；香菇蚝油菜心（香菇30克，菜心70克）
周三	早餐	茼蒿清汤面（茼蒿30克，面条75克）；荷包蛋（鸡蛋1个）；拍黄瓜（黄瓜40克）
	中餐	三色饭（小米、黑米各30克，大米40克）；鹌鹑莲子腰豆汤（鹌鹑60克，红腰豆、莲子各30克）；大拌菜（生菜、圣女果、西蓝花、紫甘蓝各40克）
	晚餐	菊花粥（菊花5克，大米75克）；茄子炒豆角（茄子、豆角各60克）；鸡丝蕨根粉（鸡肉40克，蕨根粉90克）

周四	早餐	三明治（生菜100克，金枪鱼50克，面粉75克）；脱脂牛奶250毫升
	中餐	红薯饭（红薯20克，大米80克）；葱香鱼块（葱10克，草鱼80克）；茯苓炒三丝（茯苓10克，白萝卜、胡萝卜、莴笋各60克）
	晚餐	肉末豆腐稀饭（猪瘦肉20克，豆腐50克，大米75克）；香菇炒白菜（香菇20克，白菜80克）；五香豆腐丝（豆腐丝60克）
周五	早餐	馒头片（面粉50克）；牛奶燕麦片（脱脂牛奶150毫升，燕麦25克）；清炒芥蓝（芥蓝100克）
	中餐	豌豆饭（豌豆50克，大米100克）；蒜薹烧鳝段（蒜薹60克，鳝鱼80克）；香菇烤芦笋（香菇80克，芦笋50克）
	晚餐	麻酱花卷（面粉75克）；红烧茄子（茄子100克，猪瘦肉20克）；马齿苋鸡蛋汤（马齿苋80克，鸡蛋1个）
周六	早餐	鸡蛋灌饼（面粉50克，鸡蛋1个，生菜80克）；山药绿豆汤（山药40克，绿豆25克）
	中餐	米饭（大米100克）；牛肉苹果丝（牛肉70克，苹果50克）；苋菜嫩豆腐汤（苋菜、豆腐各80克）
	晚餐	海参小米稀饭（海参30克，小米75克）；紫甘蓝拌千张丝（紫甘蓝、千张各50克）；素炒西蓝花（西蓝花70克）
周日	早餐	烧饼夹鸡蛋（面粉50克，鸡蛋1个）；牛奶草莓燕麦片（脱脂牛奶250毫升，燕麦25克，草莓30克）；拌苦菊（苦菊50克）
	中餐	二米饭（黑米30克，大米70克）；四季豆烧肉（四季豆100克，猪瘦肉50克）；什锦汤（芥菜、冬瓜各50克，黄花菜30克）
	晚餐	南瓜粥（南瓜40克，大米75克）；板栗煨白菜（板栗30克，白菜80克）；黄瓜拌海蜇丝（黄瓜40克，海蜇50克）

第三周

周一	早餐	鸡蛋玉米饼（鸡蛋1个，玉米面25克，面粉50克）；花生拌菠菜（花生米20克，菠菜60克）；豆浆200毫升
	中餐	豆角肉丁焖饭（豆角70克，猪瘦肉30克，大米100克）；枸杞天麻乌鸡汤（枸杞、天麻各10克，乌鸡70克）；口蘑烧白菜（大白菜、口蘑各50克）；
	晚餐	黑豆荞麦窝头（黑豆10克，面粉40克，荞麦粉25克）；冬瓜芦笋莲子汤（冬瓜80克，芦笋40克，莲子20克）；爽口花菜（红椒20克，花菜90克）

周二	早餐	洋葱西红柿通心粉（通心粉75克，西红柿30克，洋葱20克）；小白菜蛋花汤（小白菜50克，鸡蛋1个）
	中餐	荞麦米饭（荞麦25克，大米75克）；胡萝卜烧兔肉（胡萝卜100克，兔肉60克）；菌菇豆芽汤（平菇、豆芽各50克，草菇30克）
	晚餐	西蓝花豆角焖面（西蓝花、豆角各40克，面粉75克）；香煎鳕鱼（香菇20克，鳕鱼40克）；清炒茼蒿（茼蒿70克）

周三	早餐	全麦面包（面粉75克）；鸡蛋羹（鸡蛋1个）；脱脂牛奶250毫升；金针菇拌芹菜（金针菇、芹菜各30克）
	中餐	米饭（大米100克）；萝卜炖牛腩（白萝卜60克，牛肉50克）；包菜肉末粉丝（猪瘦肉20克，包菜、粉丝各80克）
	晚餐	鸡丝炒饭（鸡肉30克，大米75克）；原味南瓜汤（南瓜100克）；荷塘小炒（莲藕、荷兰豆、胡萝卜各40克）

周四	早餐	香菇肉丝面（面粉75克，香菇、猪瘦肉各20克）；蒜蓉油麦菜（油麦菜50克）
	中餐	绿豆饭（绿豆30克，大米70克）；蒜薹炒鱿鱼（蒜薹80克，鱿鱼50克）；韭菜莴笋丝（韭菜50克，莴笋100克）
	晚餐	银耳粥（银耳50克，大米75克）；竹笋西蓝花（西蓝花60克，竹笋40克）；虾仁蒸芋头（虾仁30克，芋头50克）
周五	早餐	荞麦馒头（荞麦粉30克，面粉45克）；西芹牛奶浓汤（西芹50克，脱脂牛奶250毫升）；水煮蛋（鸡蛋1个）
	中餐	玉米饭（玉米30克，大米100克）；莴笋胡萝卜鸭丁（莴笋、胡萝卜各50克，鸭肉60克）；白菜豆腐汤（白菜、豆腐各50克）
	晚餐	土豆丝卷饼（土豆60克，面粉75克）；空心菜梗炒肉丝（空心菜梗60克，猪瘦肉40克）；干煸四季豆（四季豆100克）
周六	早餐	苋菜饼（苋菜50克，面粉75克）；苹果蓝莓豆浆200毫升；五香鹌鹑蛋（鹌鹑蛋5个）
	中餐	燕麦饭（燕麦20克，大米80克）；彩椒苦瓜牛柳（彩椒30克，苦瓜100克，牛肉60克）；炒双结（魔芋结、海带结各50克）
	晚餐	馒头片（面粉75克）；牡蛎鲜蔬汤（洋葱、胡萝卜、西葫芦、牡蛎肉各40克）；黑芝麻拌茼蒿（黑芝麻10克，茼蒿90克）
周日	早餐	玉米发糕（面粉50克，玉米面25克）；豆腐丝拌菠菜（豆腐丝、菠菜各50克）；香蕉牛奶250毫升
	中餐	烙饼（面粉100克）；西葫芦炒鸡丝（西葫芦100克，鸡肉50克）；鸭肉粉丝汤（鸭肉50克，粉丝100克）
	晚餐	莲子桂圆粥（莲子、桂圆各20克，大米75克）；黑木耳炒白菜梗（水发木耳、白菜梗50各克）；芹菜炒海蜇（60克，海蜇50克）

第四周

周一	早餐	鸡茸西葫芦凉面（鸡肉20克，西葫芦50克，面粉75克）；脱脂牛奶150毫升；凉拌红薯叶（红薯叶50克）
	中餐	南瓜山药饭（南瓜、山药各50克，大米100克）；玉米须芦笋鸽肉汤（玉米须10克，芦笋40克，鸽肉60克）；红烧冬瓜球（冬瓜100克）
	晚餐	二米饭（小米30克，大米45克）；银丝武昌鱼（白萝卜60克，武昌鱼70克）；茄子炒豆角（茄子、豆角各50克）
周二	早餐	葛根玉米饼（葛根10克，玉米面30克，面粉45克）；西红鸡蛋汤（西红柿70克，鸡蛋1个）
	中餐	黑米饭（黑米30克，大米60克）；芹菜胡萝卜炒鸡丁（芹菜、胡萝卜、鸡肉各50克）；荷兰豆炒藕片（荷兰豆、莲藕各60克）
	晚餐	烙饼（面粉75克）；紫菜马蹄豆腐汤（紫菜10克，马蹄、豆腐各50克）；茭白炒兔肉（茭白100克，兔肉50克）
周三	早餐	烧饼夹鸡蛋（面粉50克，鸡蛋1个）；黑米山药稀粥（黑米25克，山药30克）；糖醋木瓜丝（木瓜50克）
	中餐	虾仁青豆炒饭（虾仁、青豆各30克，大米100克）；蒜薹炒肉（蒜薹100克，猪瘦肉50克）；烩丝瓜（丝瓜80克）
	晚餐	肉末茄丁面（猪瘦肉20克，茄子50克，面粉75克）；紫甘蓝拌豆皮（紫甘蓝、豆皮各40克）；蒜汁油麦菜（油麦菜80克）

周四	早餐	胡萝卜卷饼（胡萝卜50克，面粉75克）；核桃杏仁豆浆200毫升；凉拌海带丝（海带60克）
	中餐	薏米饭（薏米20克，大米80克）；芹菜香干炒肉（芹菜、香干各60克，猪瘦肉50克）；菠菜鱼丸汤（菠菜70克，草鱼50克）
	晚餐	馒头片（面粉75克）；腰果西蓝花（腰果20克，西蓝花80克）；猴头菇丝瓜汤（猴头菇50克，丝瓜60克）
周五	早餐	全麦面包（面粉75克）；水煮蛋（鸡蛋1个）；燕麦豆浆200毫升；橙香冬瓜（冬瓜60克）
	中餐	牛肉豆角炒饭（豆角60克，牛肉30克，大米120克）；红烧带鱼（带鱼60克）；香菇炒扁豆（香菇70克，扁豆80克）
	晚餐	山楂花卷（山楂10克，面粉75克）；芦笋扒冬瓜（芦笋50克，冬瓜70克）；鲜香西葫芦（西葫芦100克，虾皮10克）
周六	早餐	南瓜发糕（南瓜50克，面粉75克）；莲子芯小米稀粥（莲子芯5克，小米25克）；凉拌芹菜叶（芹菜叶50克）
	中餐	米饭（大米100克）；肉末包菜粉条（猪瘦肉30克，包菜70克，粉条100克）；洋葱炒鸡蛋（洋葱60克，鸡蛋1个）
	晚餐	黑米窝头（黑米25克，面粉50克）；香菇板栗红烧鸡（香菇20克，板栗40克，鸡肉70克）；醋熘土豆丝（土豆100克）
周日	早餐	三文鱼寿司（三文鱼50克，黄瓜60克，海苔5克，大米75克）；脱脂牛奶250毫升
	中餐	燕麦饭（燕麦30克，大米70克）；蜜瓜牛柳（哈密瓜100克，牛肉70克）；荠菜豆腐羹（荠菜45克，豆腐80克）
	晚餐	鸡丝西葫芦拌面（鸡肉30克，西葫芦50克，面粉75克）；蔬菜沙拉（玉米、豌豆、生菜、圣女果、紫甘蓝、苦菊各30克）

PART

5

对症调养

——并发症患者也能健康享用美食

血压控制得好，并发症才不会找上门，本章针对高血压常见的 8 种并发症有针对性地给出了饮食调养和日常养护建议，并推荐了对症调养食谱，帮助您稳住血压，防治并发症。

高血压并发高脂血症

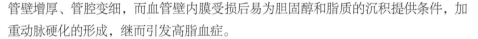

高脂血症是指血脂水平过高，可直接引起一些严重危害人体健康的疾病。高血压与高脂血症通常被称为"难兄难弟"，因为时常合并出现。

症状解析

高脂血症是高血压病人常有的并发症之一，人体血压长期过高会致使血液冲击血管内膜，导致血管壁增厚、管腔变细，而血管壁内膜受损后易为胆固醇和脂质的沉积提供条件，加重动脉硬化的形成，继而引发高脂血症。

饮食调养

① **总热量摄入不宜过高**。进食热量过多，多余的热量就以脂肪的形式储存在体内，使血脂和血压升高。

② **每日食盐量应控制在 5 克以下**。

③ **饮食清淡**，避免重油、油炸、煎烤和过咸的食物。烹调用油限量，最好选用茶油或改良菜籽油。

④ **适量控制主食及甜食、水果的摄入量**，特别是高三酰甘油血症患者。

⑤ **多吃富含钙、钾的食物**。如香蕉、紫菜、海带、土豆、豆制品及菇类等，以促进体内钠盐的排泄，调整细胞内钠与钙的比值，降低血管的紧张性，维护动脉血管正常的舒缩反应，保护心脏。

⑥ **多吃新鲜蔬菜、豆制品和全谷类**。如洋葱、大蒜、苦瓜、山楂、木耳、香菇、海带、大豆及甘蓝等。

⑦ **积极戒烟禁酒**。

日常防护

① **通过运动调节血脂**。高血压病患者可通过进行适量散步、慢跑等有氧运动调节血脂水平。

② **合理用药**。高血压并发高脂血症患者忌用利尿剂及含利尿剂的降压药。

食谱推荐

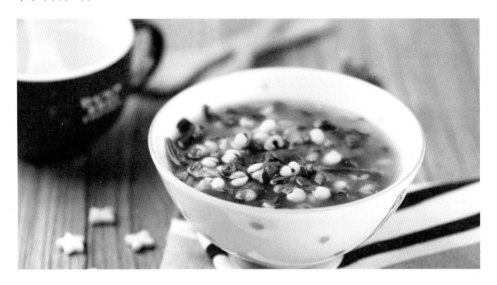

马齿苋薏米绿豆汤

原料： 马齿苋 40 克，水发绿豆 75 克，水发薏米 50 克
调料： 冰糖 35 克

做法

1 将洗净的马齿苋切段，备用。

2 砂锅中注入适量清水烧热，倒入备好的薏米、绿豆，拌匀。

3 盖上盖，烧开后用小火煮约 30 分钟。

4 揭盖，倒入马齿苋，拌匀。

5 盖上盖，用中火煮约 5 分钟。

6 揭盖，倒入冰糖，拌匀，煮至溶化，盛出即可。

调理功效

薏米、绿豆、马齿苋都是对"三高"人群十分有益的食材，常食本品不但可以有效地抑制高血压患者的血脂上升，还能控制血糖，预防动脉粥样硬化等心血管疾病。

黄豆黄花菜饮

原料:

水发黄豆90克，水发黄花菜
80克

做法

1 砂锅中注入适量清水烧开。

2 倒入洗净的黄豆、黄花菜。

3 用汤匙搅拌均匀。

4 盖上盖，烧开后用小火煮约20分钟至食材
熟透。

5 关火后揭盖，用勺搅拌均匀。

6 用滤网将煮好的汤滤入碗中即可。

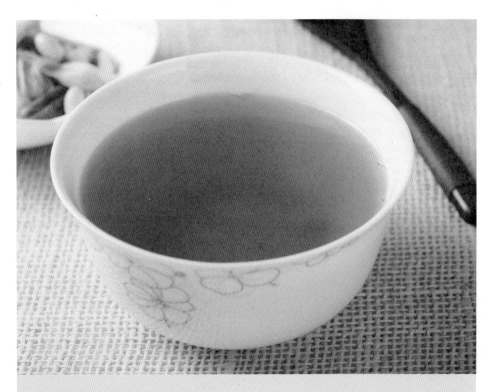

调理功效

黄豆和黄花菜是可以降血脂、降血压的保健食材，将其
搭配煮成汤饮，营养更好吸收，是高血压并发高脂血症
的良好饮品。

降脂茶香饭

原料：

海苔、茶叶各5克，芦笋30克，
胡萝卜50克，水发大米100克

调料：

盐5克，食用油适量

做法

1 洗净的芦笋切丁，洗好的胡
   萝卜切丁，海苔用手撕碎。

2 取一碗，注入适量开水，放
   入茶叶，浸泡3分钟。

3 捞出茶叶，剩下的茶水待用。

4 取电饭锅，加入芦笋、胡萝
   卜丁、大米、盐、食用油、
   茶水，拌匀。

5 盖上盖，按"功能"键，选
   择"白米饭"功能，蒸煮
   45分钟。

6 断电，开盖，盛出蒸好的饭，
   装入碗中，放上撕碎的海苔
   即可。

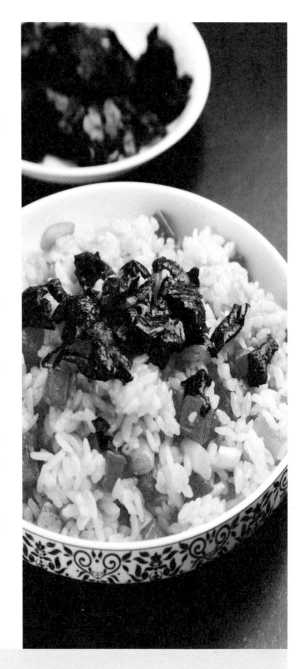

调理功效

芦笋含有胡萝卜素、膳食纤维、氨基酸、挥发油等营养成分，具有降压降脂、
清热解毒、增强免疫力等功效，适合高血压并发高脂血症患者食用。

高血压并发痛风

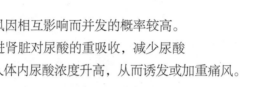

痛风，又名高尿酸血症，高血压患者是痛风的高发人群。高血压患者如发现尿酸升高，可通过调整饮食来改善，尿酸中度升高者需采取药物治疗。

症状解析

高血压和痛风因相互影响而并发的概率较高。部分降压药会促进肾脏对尿酸的重吸收，减少尿酸的排泄量，导致人体内尿酸浓度升高，从而诱发或加重痛风。

饮食调养

① **多吃碱性食物**。如新鲜蔬果、乳类等，可以使尿液偏碱性，减少尿酸形成。

② **多饮水**。每人每日饮水量应为 2.5 ~ 3 升，以稀释尿液，使尿酸水平下降，促进尿液排泄。注意，当肾功能出现问题时，饮水量应听从医生的具体指导。

③ **适量摄入蛋白质**。过多摄入蛋白质会使嘌呤的合成量增加，并且蛋白质代谢产生含氮物质，可引起血压波动。

④ **限制嘌呤的摄入**。摄入过多的嘌呤易导致尿酸盐沉积在体内，因此，应少吃嘌呤含量高的食物，少喝肉汤、鱼汤、鸡汤、火锅汤等。

⑤ **少吃高脂肪、高胆固醇的食物**。如动物内脏及脑、蛋黄、虾、蟹黄、肥肉、鱿鱼、奶油等。

⑥ **忌饮用含酒精的饮品**。酒精易使体内乳酸堆积，阻碍尿酸的排出，诱发痛风。

日常防护

① **避免受凉**。注意气候、环境突然变化，及时增减衣服，避免受寒湿伤害，以免诱发痛风。

② **注意劳逸结合**。高血压并发痛风的患者千万不可过度劳累，还应避免精神紧张。

③ **慎选降压药**。钙离子阻滞剂和 β 受体阻滞剂都能通过阻断肾脏排泄尿酸从而升高血尿酸的浓度，诱发或加重痛风。

食谱推荐

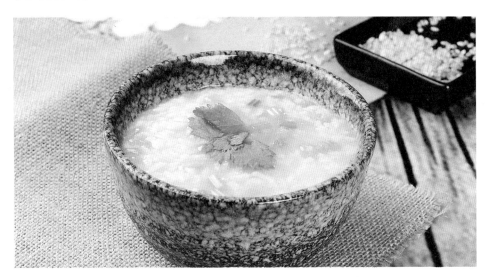

芹菜粥

原料： 嫩芹菜 30 克，大米 250 克

调料： 白糖少许

做法

1 洗好的芹菜切小段，备用。

2 砂锅中注入适量清水烧热，倒入洗好的大米。

3 盖上盖，用大火煮开后转小火煮 40 分钟至大米熟软。

4 揭盖，倒入切好的芹菜梗，拌匀。

5 加入白糖，拌匀，略煮至芹菜熟软。

6 关火后盛出煮好的粥，装入碗中，撒上少许芹菜叶即可。

调理功效

芹菜具有很好的降压功效，其还含有较多的钾，能减少尿酸沉淀和促进尿酸排泄，从而改善痛风的症状，是高血压并发痛风患者理想的食疗蔬菜。

土豆稀饭

原料:

土豆 70 克, 胡萝卜 65 克,
菠菜 30 克, 稀饭 160 克

调料:

食用油少许

做法

1　锅中注入适量清水烧开, 倒入菠菜, 拌匀, 煮至变软, 捞出备用。

2　把放凉的菠菜切碎, 土豆和胡萝卜切粒。

3　煎锅置于火上, 倒入少许食用油烧热。

4　放入土豆、胡萝卜, 炒匀炒香。

5　注入适量清水, 倒入稀饭。

6　放入切好的菠菜, 炒匀炒香。

7　用大火略煮片刻, 至食材熟透, 盛出即可。

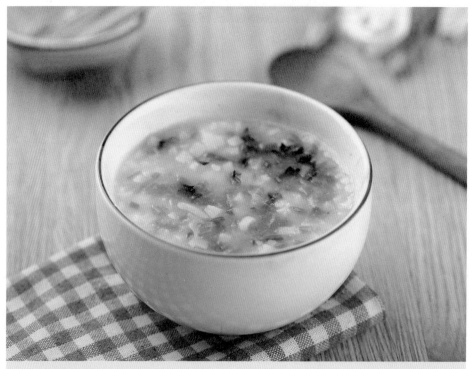

调理功效

土豆、胡萝卜、菠菜均是对高血压患者有益的食材, 而且都属于低嘌呤食物, 土豆还具有补血强肾的功效, 有助于排泄尿酸, 十分适合高血压并发痛风患者食用。

雪梨汁

原料：

雪梨 270 克

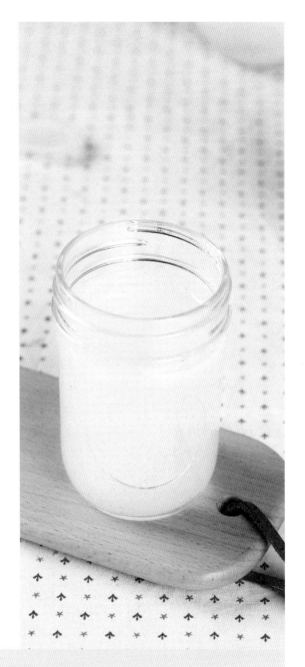

做法

1. 洗净去皮的雪梨切开，去核，把果肉切成小块，备用。
2. 取榨汁机，选择搅拌刀座组合，倒入雪梨块。
3. 注入适量温开水，盖上盖。
4. 选择"榨汁"功能，榨取汁水。
5. 断电后倒出雪梨汁。
6. 装入杯中，撇去浮沫即可。

调理功效

雪梨具有润肺、降火、解毒、利尿、降压等功效，经常饮用本品，能调节血压、促进尿酸排泄，有助于治疗高血压并发痛风。

高血压并发糖尿病

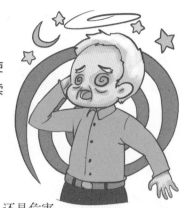

糖尿病是由于胰腺分泌胰岛素的功能降低，使血液中的糖分不能被充分分解利用，从而处于持续高血糖状态的疾病。

症状解析

糖尿病和高血压这两种疾病无论是病因方面，还是危害方面，都存在共通性，因此常常合并发作，互为因果。高血压患者随着病程的延长，往往会出现糖耐量异常的情况，而绝大多数糖耐量异常最终会发展为糖尿病。

饮食调养

① **控制热量摄入，维持标准体重。**在维持理想体重的基础上控制总热量，确定每天应摄入的总热量以及各类食物的摄入量。

② **主食多选择血糖指数较低的全谷类和粗粮。**如全麦粉、燕麦、荞麦和玉米等不易升高血糖的食物。

③ **食物清淡、少盐。**避免吃肥肉、肥禽、油脂含量高及盐腌的食物。有条件的话，可采用茶油、橄榄油等高油酸的植物油。

④ **多摄入含膳食纤维的食物。**如新鲜的蔬菜、水果等。每日蔬菜摄入量不少于500克。

⑤ **少食多餐，定时定量。**每日至少三餐，餐后血糖较高者，可在总量不变的前提下视情况分为 4 ~ 5 餐。

日常防护

① **慎选降压药。**患者进行降压治疗时，注意重点关注是否对自身心、脑、肾具有保护作用。

② **定时监测血糖和血压。**为防止血糖和血压的波动加重血管损伤，一定要定期监测血糖和血压，并根据所测得的数值进行生活和用药方面的调整。

③ **不能单纯依赖药物治疗。**除药物治疗外，积极进行"限盐、减肥、戒烟、放松、运动"等活动，是综合防治高血压并发糖尿病的重要举措。

食谱推荐

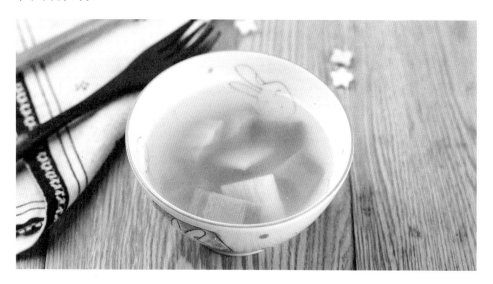

山药炖苦瓜

原料： 山药 140 克，苦瓜 120 克，姜片、葱段各少许

调料： 盐、鸡粉各 2 克

做法

1 洗净去皮的山药切段，再切成片，备用。

2 洗好的苦瓜切开，去瓤，再切成块，备用。

3 砂锅中注入适量清水烧开。

4 倒入切好的苦瓜、山药，撒上姜片、葱段。

5 盖上锅盖，烧开后用小火煮约 30 分钟至食材熟软。

6 揭开锅盖，放入盐、鸡粉，搅匀，夹出姜片和葱段，关火后盛出即可。

调理功效

山药和苦瓜同食，既能有效阻止血脂在血管壁上沉积，
保护血管健康，降低血压，又能有效控制血糖，还有助
于排出身体内的毒素。

山药黑豆粥

原料：

小米 70 克，山药 90 克，水发黑豆 80 克，水发薏米 45 克，葱花少许

调料：

盐 2 克

做法

1 将洗净去皮的山药切片，再切条，改切成丁。

2 锅中注入适量清水，用大火烧开，依次倒入黑豆、薏米、小米，搅拌均匀。

3 盖上盖，烧开后用小火煮 30 分钟至食材熟软。

4 揭开锅盖，放入山药，搅拌均匀。

5 盖上盖，续煮 15 分钟，至全部食材熟透。

6 揭开锅盖，放入盐，拌至入味。

7 关火后盛出煮好的粥，放上葱花即可。

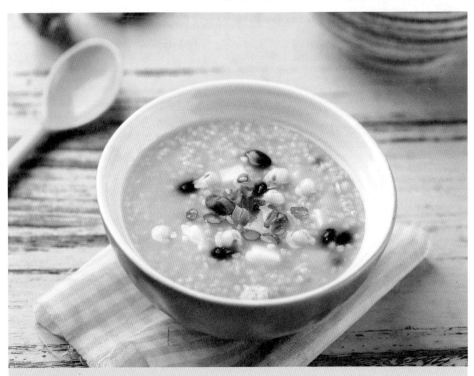

调理功效

本品富含膳食纤维，可以有效控制餐后血糖上升，有助于稳定血糖，同时本品包含的食材还具有防治高血压、动脉硬化等心血管疾病的功效。

菊花茶

原料：

菊花 10 克，枸杞 15 克

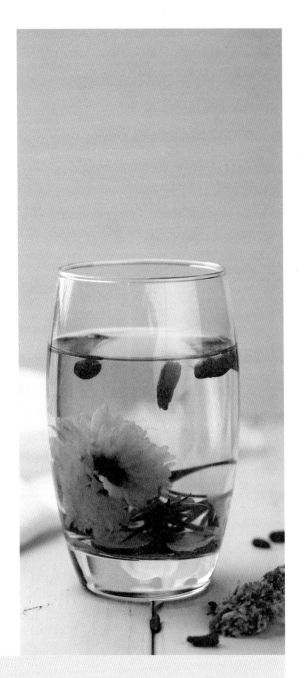

做法

1 取一碗清水，放入枸杞，清洗干净。

2 捞出枸杞，沥干水分后放入盘中，待用。

3 另取一个茶杯，放入备好的菊花。

4 注入适量温开水，冲洗一下。

5 倒出杯中的水，备用。

6 再次向杯中注入适量开水，至九分满。

7 撒上枸杞，闷一会儿，趁热饮用即可。

调理功效

本品具有滋阴降火、提神健脑、降脂降压、补肝明目的功效，可改善高血压并发糖尿病，缓解疲劳、视力模糊等症状。

高血压并发冠心病

高血压是诱发冠心病的危险因素，高血压患者中有相当一部分人同时患有冠心病。高血压和冠心病的发生、发展都与饮食密切相关。

症状解析

高血压病常损害的靶器官之一是心脏，主要表现为左心室肥厚、冠状动脉粥样硬化、心律失常及心力衰竭。由于血压持续升高，机械压力会促使冠状动脉内膜损伤、血管壁增生肥厚、脂质沉积、形成动脉粥样硬化斑块，导致冠心病的发生。

饮食调养

① **控制总能量的摄入**。尽量使体重保持或接近标准体重，因为摄入过高的能量会使体重增加，对高血压并发冠心病来说是危险因素。

② **适量摄入蛋白质**。高血压并发冠心病患者每日食物中蛋白质的含量以每千克体重不超过1克为宜，应多选用牛奶、酸奶、鱼类和豆制品。

③ **每周吃一两次海鱼**。海鱼富含的多不饱和脂肪酸能降低血清胆固醇和三酰甘油水平。

④ **适量饮茶**。茶中的茶多酚可改善微血管壁的渗透性，减轻粥样硬化的程度。

⑤ **用植物油代替动物油**。烹饪用油可以选用橄榄油、茶油等含油酸高的植物油，有利于保护心脏。

⑥ **禁止吸烟**。吸烟是造成心肌梗死、脑卒中的重要因素，应戒烟。

⑦ **不宜吃辛辣的食物**。如辣椒、芥末、生姜等，会加重心肌缺血，诱发心绞痛。

日常防护

① **宜起居有常，保持身心愉快**。每天应早睡早起，避免熬夜，临睡前不看紧张、恐怖的小说和电影，避免惊恐、暴怒、过度思虑等不良情绪的影响。

② **常备应急方案**。应随身携带心脏急救药物，以及标明患者的病情、亲人的联系方式的便条。

食谱推荐

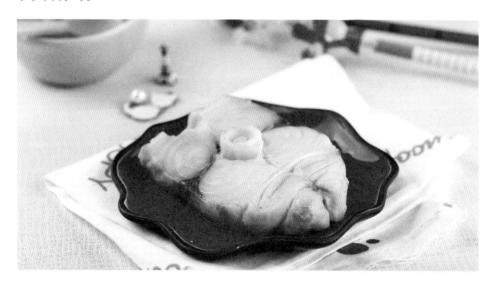

清蒸鳕鱼

原料： 鳕鱼块 100 克

调料： 盐 2 克，料酒适量

做法

1 将洗净的鳕鱼块装入碗中。

2 加入适量料酒，抓匀。

3 放入适量盐，抓匀，腌渍 10 分钟至入味。

4 将腌渍好的鳕鱼块装入盘中，放入烧开的蒸锅中。

5 盖上盖，用大火蒸 10 分钟至鳕鱼熟透。

6 揭盖，将蒸好的鳕鱼块取出即可。

调理功效

鳕鱼富含不饱和脂肪酸和镁元素，能有效降低胆固醇和三酰甘油，保护人体心脑血管健康，有助于防治和延缓高血压并发冠心病。

洋葱苹果汁

原料：

苹果 100 克，洋葱 50 克

做法

1 洗净的苹果切开去核，切成小块。

2 洗净的洋葱切细丝，再切成颗粒状。

3 取榨汁机，倒入苹果、洋葱，注入适量清水。

4 盖上盖，将食材榨成汁。

5 揭开盖，将蔬果汁倒入杯中即可。

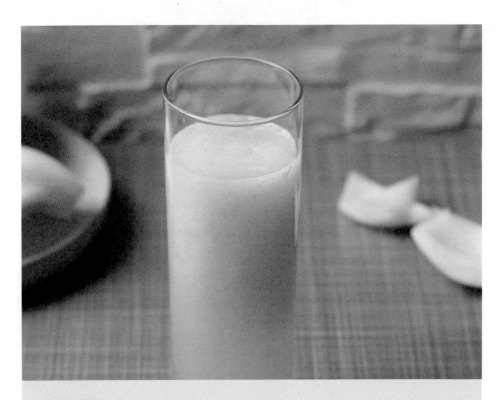

调理功效

洋葱富含钾、钙等元素，能减少外周血管和心脏冠状动脉的阻力，降低血压，与苹果搭配制成饮品，十分适合高血压并发冠心病患者饮用。

黄芪茶

原料：

黄芪 10 克

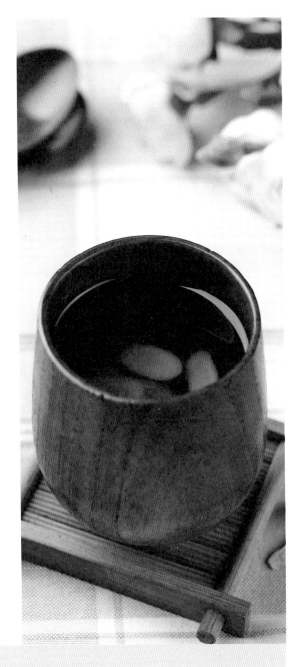

做法

1 砂锅中注入适量清水烧开。

2 倒入洗净的黄芪。

3 盖上盖，煮沸后用小火煮约 10 分钟，至其析出有效成分。

4 揭盖，拌煮一小会儿。

5 盛出煮好的黄芪茶。

6 滤取茶汁，装入杯中即成。

调理功效

黄芪含有黄芪甲苷、黄芪皂苷、大豆皂苷、黄芪多糖、甜菜碱、胆碱、硒等成分，具有改善心脏功能、稳定血压的功效，对高血压并发冠心病有辅助治疗作用。

高血压并发脑卒中

脑卒中俗称中风，又称脑血管意外，分为出血性中风和缺血性中风。脑卒中是高血压患者致死、致残的主要原因，严重威胁着患者的生命安全。

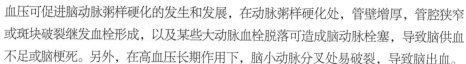

症状解析

脑卒中是由脑部血管突然破裂或因血管阻塞造成血液循环障碍而引起脑组织损伤的一组疾病。高血压可促进脑动脉粥样硬化的发生和发展，在动脉粥样硬化处，管壁增厚，管腔狭窄或斑块破裂继发血栓形成，以及某些大动脉血栓脱落可造成脑动脉栓塞，导致脑供血不足或脑梗死。另外，在高血压长期作用下，脑小动脉分叉处易破裂，导致脑出血。

饮食调养

① **补充维生素C。**维生素C可降低血中纤维蛋白原的浓度，保护脑血管。

② **多吃蔬果。**新鲜的蔬菜瓜果富含钾，能降低发生脑卒中的概率。

③ **多进食富含类黄酮与番茄红素的食物。**常吃西红柿、洋葱等富含类黄酮与番茄红素的食物，对防止血管狭窄和血凝块堵塞脑血管有积极的作用。

④ **食物要易于咀嚼。**吞咽功能正常的患者所吃的食物一定要软、烂且易于咀嚼，避免坚硬、大块、多渣及有骨、刺的食物。

⑤ **注重营养的摄入。**进食有困难的患者，家属最好能在营养师的指导下制作配方饮食，否则患者非常容易发生营养不良。

⑥ **限制饱和脂肪酸的摄入。**以免促使动脉硬化，增加脑卒中的发病风险。

⑦ **减少钠的摄入。**钠摄入过多，会增加血管和心脏负担，对脑卒中患者不利。

日常防护

① **加强心理护理。**患者的肢体、语言功能有不同程度的受损，加之长期服用降压药物，易情绪低落，产生焦躁、孤独感，家属要帮助患者稳定情绪。

② **加强生活护理。**注意室内温度的相对恒定，注意保暖、不要受凉；针对卧床患者，家属要经常给患者变换体位和拍背，每2小时1次，以促进痰液排出。

食谱推荐

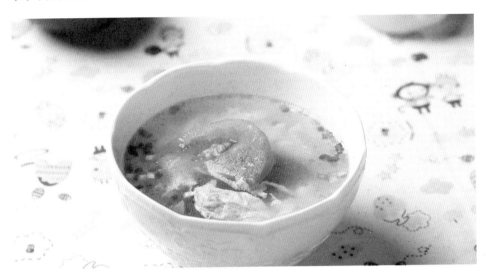

西红柿鸡蛋汤

原料： 西红柿 150 克，鸡蛋 1 个，葱花少许

调料： 盐、鸡粉各 2 克，胡椒粉、食用油各适量

做法

1 将洗净的西红柿对半切开，去蒂，切成瓣。

2 鸡蛋打入碗中，打散调匀。

3 锅中注入适量清水烧开，倒入少许食用油，放入切好的西红柿。

4 加入适量盐、鸡粉、胡椒粉，用大火煮沸。

5 倒入鸡蛋液，搅拌匀。

6 撒上少许葱花，搅匀盛出即成。

调理功效

西红柿中含有果酸、番茄红素、维生素 C 等营养成分，可以调节胆固醇的代谢，防止动脉硬化，保护心脑血管健康，搭配鸡蛋同食，营养更丰富。

荷叶莲子枸杞粥

原料：

水发大米150克，水发莲子90克，枸杞12克，干荷叶10克

调料：

冰糖40克

做法

1. 砂锅中注入适量清水烧开，放入干荷叶。
2. 盖上盖，烧开后用小火煮约10分钟。
3. 揭盖，捞出荷叶，再倒入洗净的大米、莲子。
4. 放入洗好的枸杞，搅拌匀。
5. 盖好盖，煮沸后用小火煮约30分钟。
6. 揭开盖，加入冰糖，搅拌匀。
7. 用大火续煮一会儿，至糖分溶化，盛出即可。

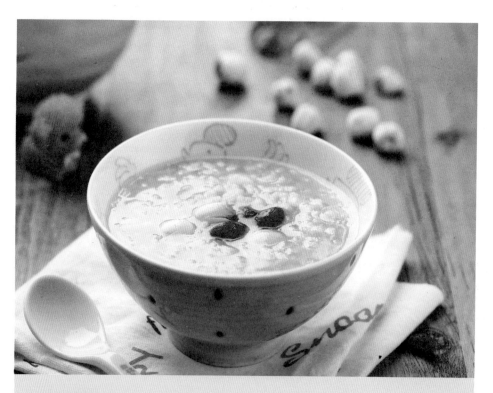

调理功效

莲子可以扩张血管，从而降低血压、保护心脑血管健康，荷叶具有排毒瘦身、降压降脂的功效，搭配枸杞、大米熬成粥，能有效防治高血压并发脑卒中。

柚子蜜茶

原料:

柚子肉 350 克

调料:

蜂蜜 15 克

做法

1 柚子肉剥开去籽，去膜，取肉。

2 备一瓶子，放入柚子肉。

3 加入蜂蜜，拌匀。

4 加盖，密封五天，制成柚子蜜茶。

5 取出腌渍好的柚子蜜茶，装入杯中即可。

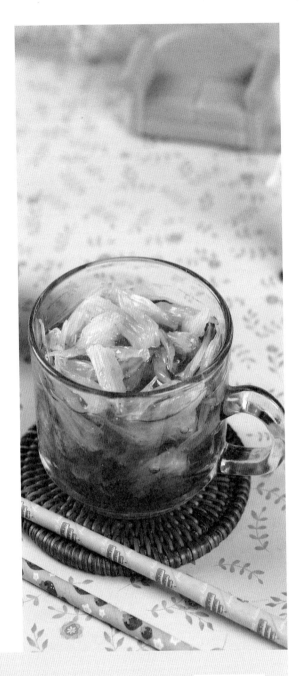

调理功效

柚子有助于人体消食、化痰、增进食欲、增强毛细血管韧性、降低血脂等，蜂蜜有扩张动脉和营养心肌的作用，因此本品对高血压并发脑卒中患者有一定的食疗作用。

高血压并发便秘

便秘对健康的危害容易被人们忽视，血压高的人便秘则更危险。便秘者大便时因用力过猛，常引起血压骤升；长期便秘更会使人心焦，导致血压升高。

症状解析

长期的精神紧张或精神上受到强烈的刺激等，会使人便意消失，从而形成习惯性便秘。而高血压多发于老年人，由于饮食习惯、生活习惯的改变等易发生便秘，加之高血压患者长期服用钙通道阻滞剂、血管紧张素转换酶抑制剂等，更易诱发和加重便秘。

饮食调养

① **多吃膳食纤维含量高的食物**。结肠运动迟缓乏力会引起结肠性便秘，因此需要摄取能刺激结肠、促进结肠运动的食物，膳食纤维本身不易被吸收，可增加粪便容量，刺激结肠，增强排便感。新鲜的蔬果、豆腐渣、谷物等纤维含量较多。

② **供给足量 B 族维生素**。B 族维生素能促进消化液分泌，维持和促进肠道蠕动，有利于排便。

③ **补充水分**。每天应喝 1.5 升以上的水，使肠道有足够的水分滋润，利于排便。

④ **养成每日喝酸奶的习惯**。酸奶可以补充益生菌，调节肠道中的有害菌，还有预防便秘的作用。

⑤ **少吃刺激性食物**。生冷的、油腻的、辛辣的食物会刺激肠胃，应少吃。

日常防护

① **慎选降压药**。降压药中，钙通道阻滞剂（硝苯吡啶和维拉帕米）、可乐定、硝苯地平等均可能引起便秘，应慎选。

② **注重精神调节**。高血压并发便秘患者容易发生精神抑郁、焦虑等症状，会抑制排便反射和便意。

③ **养成排便好习惯**。早晨起床后人体由平卧转变为起立，引起排便反射，此时不论是否有便意，都宜去厕所蹲 5 分钟左右。排便时，不要看书、看报、听广播。

食谱推荐

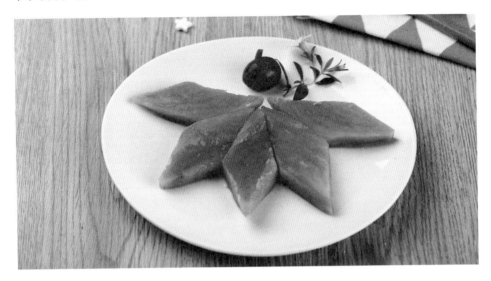

蜂蜜蒸红薯

原料: 红薯 300 克

调料: 蜂蜜适量

做法

1. 洗净去皮的红薯修平整,切成菱形状。

2. 把切好的红薯摆入蒸盘中,备用。

3. 蒸锅上火烧开,放入蒸盘。

4. 盖上盖,用中火蒸约 15 分钟至红薯熟透。

5. 揭盖,取出蒸盘。

6. 待稍微放凉后浇上蜂蜜即可。

调理功效

红薯含有膳食纤维、钾、铁、铜、钙等营养成分,能保持血管弹性,促进胃肠蠕动;蜂蜜具有调节血压、润肠通便的功效,因此,本品可用于防治高血压并发便秘。

土豆黄瓜饼

原料：

土豆 250 克，黄瓜 200 克，
小麦面粉 150 克

调料：

生抽 5 毫升，盐、鸡粉、食
用油各适量

做法

1 洗净的土豆、黄瓜切成丝。

2 取一大碗，倒入小麦面粉、黄瓜丝、土豆丝，
   注入适量的清水，搅拌均匀制成面糊。

3 加入少许生抽、盐、鸡粉，搅匀调味。

4 热锅注油烧热，倒入制好的面糊。

5 烙制面饼，煎出焦香，翻一面，将面饼煎至
   熟透，两面呈现金黄色。

6 将饼盛出放凉，切块即可。

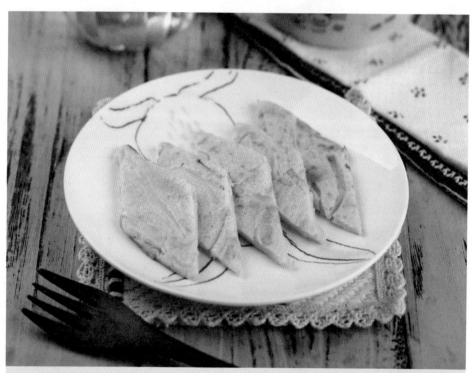

调理功效

土豆富含膳食纤维，能缓解便秘；黄瓜同样具有促进排
泄的作用，而且其含有能抑制糖类物质转化为脂肪的物
质。因此食用本品对高血压并发便秘的患者有利。

鲜虾汤饭

原料：

虾仁、胡萝卜各 45 克，菠菜 50
克，秀珍菇 35 克，软饭 170 克

调料：

盐 2 克

做法

1 将洗净的菠菜、秀珍菇、胡
   萝卜、虾仁切成粒。

2 汤锅注入适量清水烧开，倒
   入胡萝卜、香菇。

3 倒入软饭，用锅勺将其压
   散、拌匀。

4 盖上锅盖，用小火煮 20 分
   钟至食材软烂。

5 揭开锅盖，倒入虾仁，拌匀。

6 放入菠菜，拌匀煮沸。

7 加入少许盐，拌匀调味。

8 起锅，把煮好的汤饭盛出，
   装入碗中即可。

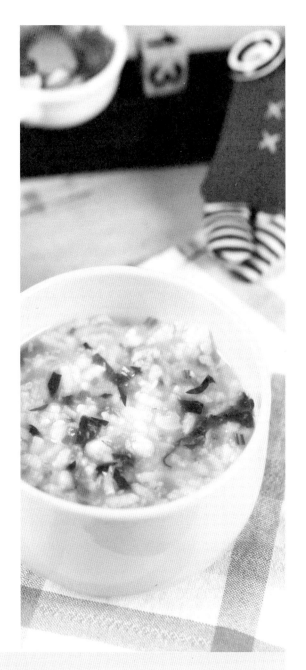

调理功效

菠菜富含植物粗纤维，可促进肠道蠕动；虾仁含有丰富
的镁、钙元素，可以很好地保护心血管，搭配秀珍菇、
胡萝卜制成软饭，特别适合高血压并发便秘患者食用。

高血压并发肾功能减退

血压与肾脏的关系密切。肾脏病容易引起高血压，血压控制不好可引起肾脏损害。若两者都不能得到有效的控制，就会演变成肾衰竭。

症状解析

高血压引起肾脏损害，主要是肾小动脉硬化，肾单位缺血、缺氧，导致肾小球发生病变，出现肾硬化、肾萎缩，最终出现肾衰竭。一般到高血压的中、后期，肾小动脉发生硬化，肾血流量减少，肾浓缩小便的能力降低，此时会出现多尿和夜尿增多现象。

饮食调养

① **合理补充钙质。**患者血磷升高，血钙浓度会下降，诱发骨质疏松。

② **不宜多饮水。**当排尿减少时，水分的蓄积会增加肾脏和血管的负荷。

③ **坚持科学饮食。**食物多样化，宜清淡，少盐，避免油炸及烟熏食物，避免食用豆类食品和高钠食品。

④ **控制每日蛋白质的摄入量。**一般为每日 30 ~ 50 克。摄入蛋、奶、瘦肉、鱼等优质蛋白质。

⑤ **保证热量供应。**在控制蛋白质的同时，要摄入一定的糖类及脂类。

⑥ **避免食用高钾食物。**患者肾小管的重吸收功能减弱，会造成血钾蓄积。因此，应尽量少吃高钾食物，如鲤鱼、韭菜、莴笋等。

日常防护

① **预防感染。**肾脏疾病的发生往往和上呼吸道感染有关，尤其要控制泌尿系统和呼吸道的双重感染，如有感染，应及时清除感染灶。

② **生活要规律。**经常熬夜、晚起等不规律的生活方式，都会造成体质酸化，加重肾脏负担。

③ **选择正确的降压药。**高血压合并肾功能减退的患者需要在医生的指导下严格选择既能降压，又能保护肾脏的降压药。

食谱推荐

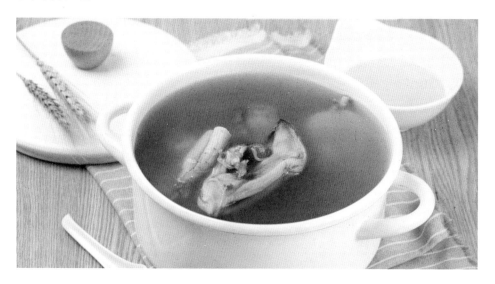

淮山党参鹌鹑汤

原料： 鹌鹑肉 300 克，淮山 30 克，党参 20 克，姜片 15 克，枸杞 8 克

调料： 盐 3 克，鸡粉 2 克，料酒 12 毫升

做法

1 锅中注水烧热，倒入鹌鹑肉，淋入少许料酒。

2 用大火余一会儿，捞出，沥干水分，待用。

3 砂锅中注水烧开，放入姜片、淮山、党参、枸杞、鹌鹑肉，淋入适量料酒。

4 盖上盖，煮沸后用小火煮约 40 分钟，至食材熟透。

5 揭盖，加入少许盐、鸡粉，拌匀调味。

6 转中火续煮一会儿，至汤汁入味即可。

调理功效

鹌鹑肉是高蛋白、低脂肪、含多种维生素的营养食材，可以补五脏、益精血、温肾助阳，搭配适量中药材，即可熬煮成降压又补肾的养生汤。

柠檬红茶

原料：

柠檬片 15 克，红茶叶 4 克

调料：

蜂蜜少许

做法

1 取一个茶杯，放入红茶叶。

2 注入少许开水，冲洗一下，滤出茶水。

3 杯中加入备好的柠檬片，再注入适量开水至八九分满。

4 盖上盖，泡约 5 分钟。

5 揭盖，加入少许蜂蜜调匀。

6 趁热饮用即可。

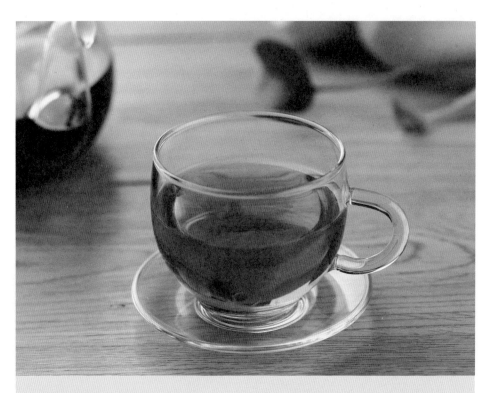

调理功效

红茶具有清热解毒、利尿消炎的功效，柠檬富含维生素 C 和维生素 P，能预防和辅助治疗高血压，因此本品十分适合高血压并发肾功能减退患者饮用。

山药杏仁糊

原料:

山药 180 克,小米饭 170 克,
杏仁 30 克

调料:

白醋少许

做法

1 将去皮洗净的山药切片,再
   切条,改切成丁。

2 锅中注入适量清水烧开,倒
   入切好的山药。

3 加少许白醋,拌匀,煮 2 分
   钟至熟透,捞出。

4 取榨汁机,选搅拌刀座组
   合,倒入山药。

5 加入小米饭、杏仁,倒入适
   量清水。

6 盖上盖子,选择 "搅拌" 功
   能,榨成糊。

7 将山药杏仁糊倒入汤锅中,
   用勺子持续搅拌匀,再用小
   火煮约 1 分钟,盛出即可。

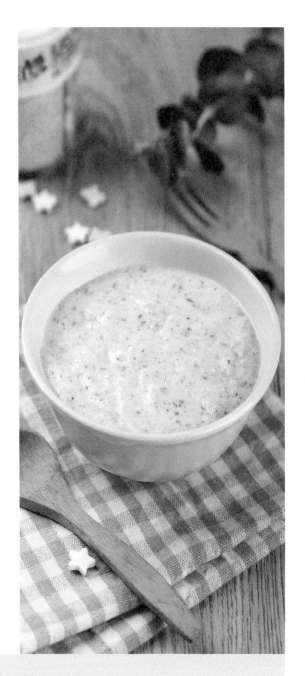

调理功效

杏仁中所含的苦杏仁苷可保护血管,维持正常的血压水
平;山药具有健脾补肺、益胃补肾的作用,食用本品可
辅助治疗高血压并发肾功能减退。

高血压并发眼底病变

高血压患者中约 70% 有眼底病变。眼底病变的程度与高血压时间长短及其严重程度密切相关，随着血压下降，眼底出血、渗出等病变也逐渐好转，一般效果很好。

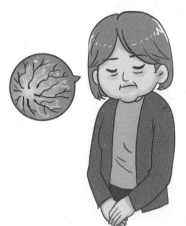

症状解析

眼底病变与性别无关，但与患者年龄有比较密切的联系。临床病程呈慢性经过的高血压患者中，眼底病变与病程长短呈正比。血压增高程度与眼底病变基本平行，舒张压增高对眼底病变的促进作用更为显著。

饮食调养

① **多吃海鱼**。海鱼含有亚油酸，能增加微血管的弹性，防止血管破裂，对防治高血压并发眼底病变有一定的作用。

② **多食果蔬**。果蔬中含有较多的维生素和矿物质，对眼睛有利，还能降血压。

③ **适量摄入蛋白质**。高血压病人每日蛋白质的量以每千克体重 1 克为宜。每周吃 2 ~ 3 次鱼类蛋白质，可改善血管弹性和通透性，增加尿钠排出，从而降低血压。

④ **控制摄盐量**。每天食盐量宜控制在 3 ~ 5 克，还应减去其他调料中的含盐量。

⑤ **限制脂肪的摄入**。烹调时，可选用植物油代替动物油，抑制血栓形成。

日常防护

① **不能揉眼**。高血压并发眼底病变患者的眼底毛细血管脆弱，若揉眼睛会使血管破裂，加重出血、渗出等。

② **避免剧烈运动**。剧烈运动易引起眼底血管破裂，从而加重视网膜病变的发生。

③ **起床做到"三个半分钟"**。醒来后，平卧半分钟，然后在床上坐半分钟，再双腿下垂在床沿坐半分钟，最后下地活动。

④ **定期做眼科检查**。以便早期发现病变，早期干预，避免病情恶化。

食谱推荐

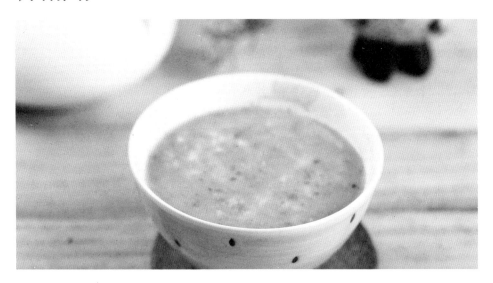

绿豆糊

原料： 熟绿豆 130 克，水发大米 120 克

调料： 白糖 7 克

做法

1 取榨汁机，选搅拌刀座组合，倒入熟绿豆。

2 盖上盖子，选择"搅拌"功能，榨成绿豆汁，倒入碗中，待用。

3 锅中注水烧开，倒入水发大米，拌匀，盖上盖，用小火煮 30 分钟至大米熟软。

4 揭盖，倒入绿豆汁，拌匀。

5 盖上盖，用小火煮 10 分钟至食材熟烂。

6 揭盖，放入适量白糖，拌匀，煮至白糖完全溶化，盛出即可。

调理功效

绿豆具有清热解毒、消暑止渴、利水消肿、保肝明目、降压降脂等作用，有助于预防高血压并发眼底病变和辅助治疗热性眼底病。

绿豆百合饮

原料:

水发绿豆 40 克, 鲜百合 25 克, 莲子适量

做法

1 将洗净的莲子、百合、绿豆倒入豆浆机中。

2 注入适量清水, 至水位线即可。

3 盖上豆浆机机头, 选择"五谷"程序, 再选择"开始"键, 开始打浆。

4 待豆浆机运转约15分钟, 即成豆浆。

5 断电, 取下机头, 把煮好的豆浆倒入滤网中, 滤取豆浆。

6 将滤好的豆浆倒入碗中, 用汤匙撇去浮沫即可。

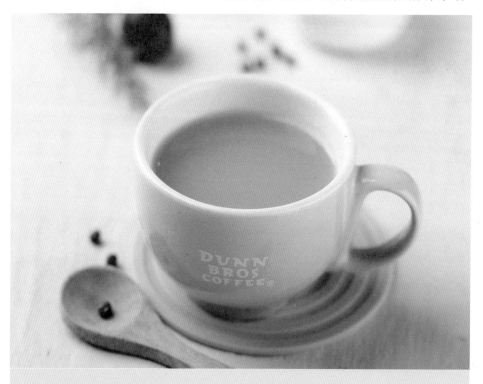

调理功效

绿豆和百合都具有滋补肝肾、清热解毒、清心安神、降压的功效, 搭配制成饮品, 不仅口感清润, 而且可以预防或延缓高血压并发眼底病变。